簡単　時短　ワンパン

腸活でからだが楽になる！元気になる！

わたしのお守りレシピ

管理栄養士　ありこ

KADOKAWA

はじめに

　初めまして、管理栄養士のありこです。本書を手に取っていただき、ありがとうございます。

　このレシピ本は、

仕事から帰ってきてごはんを作る気力が湧かない

忙しすぎて外食やお惣菜に頼ってばかり

ごはんをちゃんと作れない自分に罪悪感がある

簡単でもからだに良い料理が食べたい

　……そんな人に向けて書いた1冊です。

　かつての私は管理栄養士でありながら、「食事は空腹を満たすだけもの」と思っていて、お惣菜の唐揚げなどとビールだけで夜ごはんを済ませる日々でした。今考えると、なんて高カロリーで野菜不足なのかと思いますが、当時は若く、日常生活に支障はなかったのです。

　栄養のことを勉強していて、知識があるにもかかわらず、とても不健康な管理栄養士でした。当時はとても仕事が忙しく、帰宅時間も遅かったため、自分のことは後回しになり、食事はおそろかに……。そして、だんだんと心身ともに体調がすぐれない日が多くなり、体重も増えていきました。

　ふと本当にこのままでいいのか？　と自問自答し、「やっぱりいいわけがない」と想いを新たにしたとき、ちょうど腸活と出合ったのです。

　そこで、帰宅時間が遅くても、腸活ができて、さらにワンパンで＆30分以内で作れるレシピを考え始めました。そのレシピだと、苦痛なく作れるようになり、しかもたんぱく質も野菜も手軽にバランスよく摂れたため、体調が上向きに変化してきたのです。「知識があっても生活に落とし込めなければ意味がない」と改めて、そう実感しました。

　本書では、誰でも簡単かつ自然と腸活にもなるレシピを1冊にまとめました。

　この本があれば、忙しくても、億劫でも「晩ごはんは大丈夫、なんとかなる！」と思っていただけたら、これ以上嬉しいことはありません。

　自分と家族の健康を守る「お守りレシピ」、ぜひご活用ください。

管理栄養士　ありこ

帰宅後のありこ's ルーティン

ただいま！

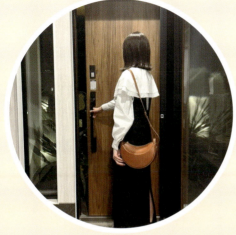

21:00

ありこのレシピは、疲れて帰ってきた日も30分以内で作れるのが鉄則。調理の手間も使う道具も最小限にするから、毎日続けられるのです。

21:05

用意するのは深めのフライパンひとつ。ワンパンに素材を順番にのせる蒸し煮が基本だから油を使わずヘルシーで、野菜がたっぷり食べられます。

調理スタート

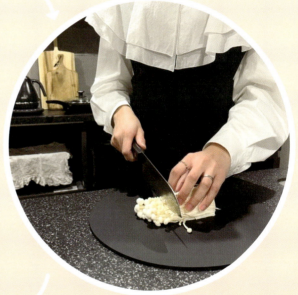

いただきます！

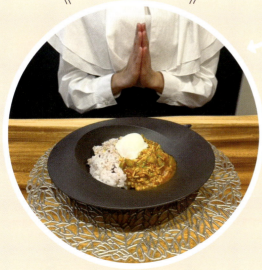

21:35

作り始めて30分後には健康的なごはんの出来上がり！ 腸が喜ぶ食材や調味料をベースにした食事だから、しっかり食べても胃にもたれず大満足。

Contents

はじめに …… 2

帰宅後のありこ's ルーティン …… 3

ありこ's ワンパンレシピの特長 …… 6

ありこ's 愛用の調味料 …… 8

ありこ's レシピにあると便利な調理道具 …… 9

Chapter 1

出番の多い頼れるワンパンレシピ7

よだれ鶏ナス …… 12

海老つくね蒸し …… 14

蒸し豚キャベツ …… 16

牛すき風包み蒸し …… 18

鯖のごま味噌焼き …… 20

包まないシュウマイ …… 22

腸活キーマカレー …… 24

管理栄養士ありこ's 養生Lesson
　旬の食材で季節の不調ケア …… 26

Chapter 2

腸活食材＋蒸し煮の毎日おかず

ナスとミョウガの肉巻きごまダレ …… 32

重ね煮の生姜焼き …… 34

麻婆ナス豆腐 …… 35

包み蒸しアクアパッツァ …… 36

鮭の梅ポン炒め …… 38

青のり長芋チキン …… 39

鰹と薬味の生春巻き …… 40

芳醇ゴーヤチャンプルー …… 42

ありこ流 腸活肉じゃが …… 43

牡蠣鍋 …… 44

新玉ねぎの鯖南蛮 …… 46

厚揚げ餃子 …… 47

万能野菜タネのハンバーグ …… 48

野菜の旨み凝縮ミートソース …… 50

ポテトラザニア …… 51

ワンパンレタス巻き 柚子こしょうダレ …… 52

ぶりの照り焼き …… 54

豚トマ卵炒め …… 55

鮭南蛮らっきょうのタルタルソース …… 56

塩麹のフワフワオムレツ …… 58

鶏手羽の夏野菜煮 …… 59

腸活ヘルシー蒸し鶏 …… 60

お守りレシピがあったから、
　体調不良のどん底から痩せて美肌に
　ありこ's 黒歴史年表、大公開！ …… 62

staff

装丁・本文デザイン／細山田デザイン事務所
（細山田光宣・藤井保奈・鎌内文）

撮影／高村瑞穂

スタイリスト／辻元智子

調理補助／宮田恵美、野畑由佳子

取材協力／高見沢さとこ

イラスト／PIXTA

DTP／G-clef（山本秀一・山本深雪）

校正／麦秋アートセンター

編集／長田和歌子

Chapter 3

腸にやさしい ご飯＆麺の レシピ

焼き鯖薬味ご飯 …… 66

腸活そぼろ丼 …… 67

牡蠣の米粉グラタン …… 68

和風海鮮パエリア …… 69

和風ガパオライス …… 70

梅もずく蕎麦 …… 71

しょうゆ麹のばくだん丼 …… 72

腸活親子丼 …… 73

Chapter 4

もう1品 欲しいときの 副菜＆スープ

切干大根とささみの柚子こしょう和え …… 76

シーフードサラダ …… 77

新玉マリネ …… 78

美腸活白和え …… 79

ピリ辛切干大根炒め …… 80

長芋のポテサラ …… 81

塩麹のチョレギサラダ …… 82

塩麹漬け卵 …… 83

韓国風切干大根ナムル …… 84

ありこ流炒り豆腐 …… 85

ブロッコリーのくたくた煮 …… 86

ブロッコリーとしらすのペンネ …… 87

ペペロンチーノ風ポテト和え …… 87

ズッキーニの米粉チヂミ …… 88

ほうれん草のしょうゆ麹ごま和え …… 89

ワンパン茶碗蒸し …… 90

ブロッコリーのキッシュ …… 91

あさり缶チャウダー …… 92

新じゃがのスープ …… 93

腸活サンラースープ …… 94

重ね煮豚汁 …… 95

ありこオリジナル　基本の塩麹・ しょうゆ麹の作り方 …… 96

Chapter 5

罪悪感のない 腸活おやつ

さつまいものガレット …… 100

りんご米粉ケーキ …… 102

かぼちゃプリン …… 104

ヨーグルトバスクチーズケーキ …… 105

腸活ティラミス …… 106

焼きりんごの 紅茶グリークヨーグルト添え …… 107

ありこ's「あると安心」＆「あると便利」な 食材リスト …… 108

おわりに …… 110

ABOUT

ありこ's ワンパンレシピの特長

腸活、時短、ワンパンと3つ揃ったレシピの特長をご紹介します。
作る人も元気になるように、苦にならないように、心を込めて開発しました。

特長 1

なんといっても
栄養が摂れるのに時短！
すべて30分以内で完成

「仕事でクタクタになった日に、さっと食べたい……」という願いから生まれたレシピだから、スキルがなくてもすぐ作れます！

特長 2

油をほぼ使わないため、
とってもヘルシー！

炒めたり、揚げたりしないレシピなうえ、基本は「蒸す」調理法なので、油はほぼ使いません！　夜遅く食べても胃もたれせず、むくみなども防いでくれます。

ありこ's 基本調理法（腸活調理法）

●食材を重ねて、塩と水（または酒）で蒸す
●塩はふたつまみ
●水分はフライパンの底に行き渡るくらい(約大さじ3)

特長 3

腸活食材を
取り入れているので
体調が整う！

調味料に味噌や塩麹など発酵食品を使い、便のカサを増す不溶性食物繊維豊富な食材だけでなく、腸内細菌のエサとなる水溶性食物繊維たっぷりな野菜などの食材も多用しています。便秘がちな人なら3日で腸活力を実感。

特長 4

蒸し調理だから
野菜が手軽に
たっぷりとれる！

食物繊維が豊富な野菜を取り入れたありこ'sレシピ。ワンパンで「蒸す」が基本だからカサが減り、野菜不足解消になるレシピになっています。

特長 5

おかずと一緒にいただく
ご飯も「腸活ご飯」に

ありこ'sレシピでは、腸活のために五穀米、もしくは糸寒天を混ぜて炊いたご飯（米2合に対し、糸寒天2ｇ入れて炊く）を基本としています。カレーやガパオラスには五穀米、丼ものには糸寒天入りご飯など、メニューに合わせてお好みで使い分けてみてください。

特長 6

ワンパンで
完結するため
後片付けもラクチン!!

ワンパンが基本だから洗い物が少ないのもこのレシピの嬉しいポイント。油をあまり使わないので洗うのもラクで片付けがあっという間に終了します。

レシピについて

この本で紹介しているレシピの多くは、素材も調味料もミニマム。
だからこそ簡単なワンパン料理の味がぴたりと決まるので、
まずはレシピ通りに作り、最後に味見をしてから自分好みに調えてみてください。
料理をするときの基本的なことを以下にまとめました。

分量について

1カップは200㎖、大さじ1は15㎖、小さじ1は5㎖です。塩小さじ1は6g。「塩ひとつまみ」の目安は親指と人差し指と中指でつまんだ量です。生姜1かけは約15gです。

出汁は基本的に かつお節がベースの出汁

「出汁」と記載されているものはすべて「かつお節がベースの出汁」です。出汁をとるのが面倒なときは市販の出汁パックでもOK。その場合は塩分などの味が無添加のものを選ぶと味が決まりやすくなります。

調味料は原材料が シンプルなものを

調味料は原材料をチェックして、使われている原料がシンプルなものを選ぶのが腸活の基本です。例えば塩麹なら米麹と塩のみでアルコール無添加なら、中で菌が生きている証です。

油は使うなら 米油orオリーブオイル

酸化した油は腸に悪玉菌を増やすモトになります。サラダの香りづけなど生でいただくときはごま油でもいいのですが、加熱する油は酸化しにくい米油かオリーブオイルを使うのがおすすめ。オリーブオイルは「エクストラバージンオイル」を使用しています。

電子レンジの W数について

電子レンジの加熱時間は600Wの場合の目安です。500Wの場合は1.2倍、700Wの場合は0.8倍を目安に加熱してください。機種によって加熱具合が異なるので、様子をみて加減してください。

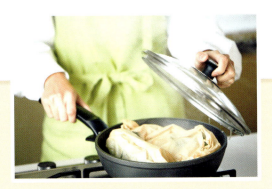

SPICE

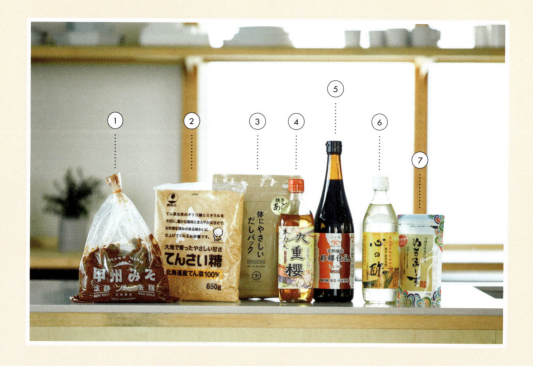

ありこ's 愛用の調味料

調味料の選び方は、腸が喜ぶかどうかを基準にしています。
発酵食品や善玉菌のエサとなる調味料、ミネラルを多く含む素材がおすすめです。

1 味噌
味噌は数種類あると、汁物から料理まで使えて便利。原材料が大豆、天然塩、麹のみのシンプルなものがおすすめです。中でもよく使っている五味醤油の「甲州みそ」は風味がまろやか。

2 てんさい糖
暖かい地域でとれるサトウキビ由来のきび糖や白砂糖は身体を冷やすと言われています。一方の北海道など寒い地域で作られるてんさい糖には身体を温める作用があります。

3 出汁
愛用しているのはmizunotoの「体にやさしいだしパック」。かつおや鯖、昆布、焼きあごなどを贅沢に使った香り高いのが特徴。化学調味料や食塩無添加で、パックには不織布を使用。

4 みりん
原料がもち米に米麹、焼酎だけとシンプルなものがベスト。築300年の蔵で江戸時代から育まれる芳醇な味わいの九重味醂の「九重櫻」を愛用。コクや照りが出て料理上手になった感覚に。

5 しょうゆ
国産の大豆と小麦、食塩というシンプルな原料がいちばん！ 杉の大樽で昔ながらのもろみを使い、丁寧に作られてたヤマヒサの「天然醸造 杉樽仕込しょうゆ」が一推し。

6 酢
戸塚醸造店の「心の酢」は、有機栽培米を使ってゆっくり発酵させた、無濾過のお酢。JAS規格の4倍ものお米を贅沢に使っているので味わいが豊かで、腸が喜ぶ酢酸菌も豊富に含有。

7 天然塩
通常の塩よりもマグネシウムやカリウム、カルシウムなどのミネラルが格段に多くて味わいが深い沖縄の「ぬちまーす」を愛用。まろやかな旨みが料理にプラスでき、ありこレシピの必需品。

TOOLS

ありこ's レシピにあると便利な調理道具

帰宅して手早く料理するには、便利な道具も欠かせません。
手間が省けて時短も叶えてくれる私の相棒をご紹介します。

鋳物の鍋（22cm or 24cm）
ちょっぴり重いけれど、無水調理にぴったりで素材の旨みを引き出せるお鍋は必需品。見栄えがよいのでそのまま食卓にのせることもでき、洗い物が減るというメリットも。料理に合わせ2サイズ用意。

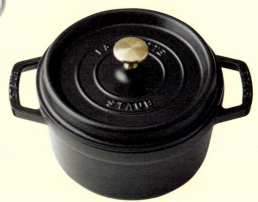

フライパン＆蓋（24cm or 26cm）
食材を重ねて塩と水（酒）で蒸すのがありこ'sレシピの基本だから、加熱中に焦げつかず放っておけるフライパンを求めてたどり着いたのがフィスラー。蓋は透明なものを選ぶと、調理中も中の状態が見えて安心です。

スライサー（厚さ0.2mm＆千切り用）
切る手間を短縮してくれるスライサーは、マリネなど素材に味をしみ込ませるのにぴったりな0.2mmの薄切り用と、付け合わせなどに使う千切り用の2種類を常備。滑り止めもついて使いやすい関孫六のものがお気に入り。

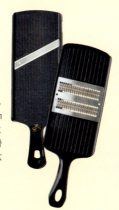

耐熱皿
フライパンで蒸す際や、電子レンジを使うときに欠かせないのが丈夫な耐熱皿。中身が見やすく、隙間ができるから蓋をしたままでも加熱できるイワキのガラス耐熱皿はサイズ違いで多数所有。重ねられるから冷蔵庫保存にも便利です。

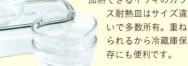

厚手のポリ袋
保存はもちろんだけれど、混ぜる・揉み込む・絞り出す、といった調理にも便利なのが、丈夫な厚手のポリ袋。100度まで耐えられるアイラップはレンジで加熱したり低温調理に使ったりと多彩に活躍してくれます。

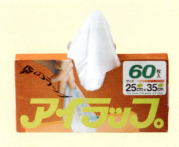

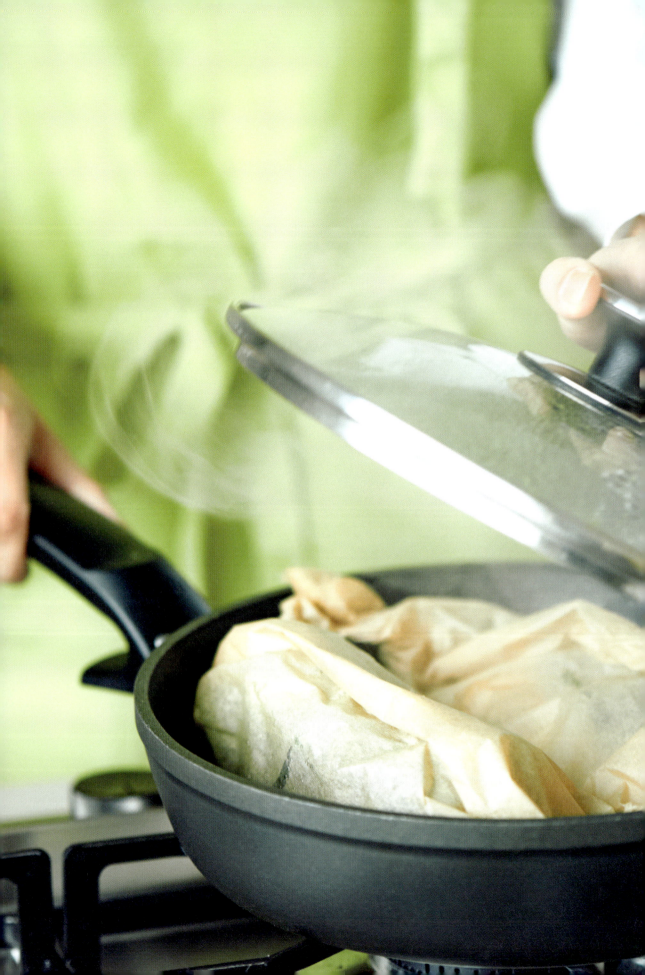

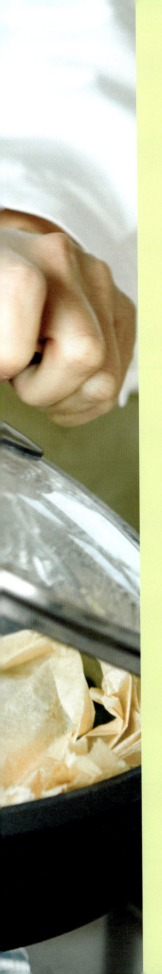

Chapter

1

出番の多い頼れるワンパンレシピ7

レシピをSNSで公開した際、再生回数が多く、皆さんによく作っていただけたレシピ7選。本格的に作ると時間がかかるメニューをワンパン、しかも30分以内で作れるようにアレンジしました。定番のメニューばかりなので、皆さんのスタメンレシピの仲間にぜひ!

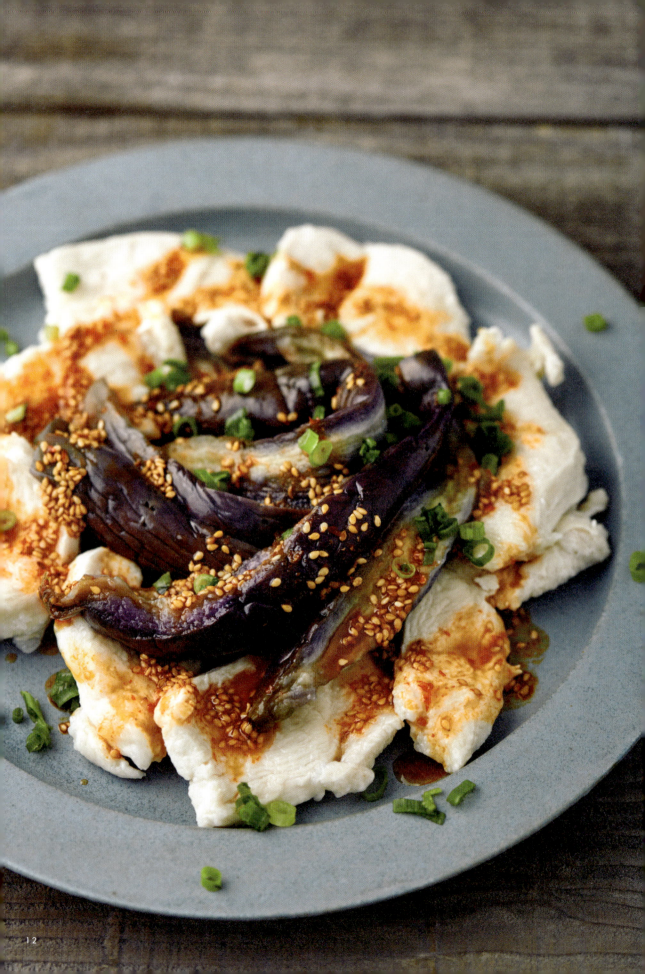

Chapter 1 出番の多い 頼れるワンパンレシピ 7

ナスも蒸して油控えめ！むくみ解消のさっぱりおかず

よだれ鶏ナス

材料 2人分

- 鶏むね肉 …………………… 300g
- 塩 …………………………… 小さじ1/4
- 片栗粉 ……………………… 小さじ2
- ナス ………………………… 2〜3本
- Ⓐ
  - しょうゆ ………… 大さじ1と1/2
  - 米酢 ……………… 大さじ1
  - 白ごま …………… 大さじ1
  - 豆板醤 …………… 小さじ1/2〜1
  - ごま油 …………… 小さじ1/2

作り方

1. 鶏むね肉は厚さ約1cmのそぎ切りにし、塩と片栗粉をまぶす。

2. 鍋に湯400mlを沸かし、❶を中弱火で2分半〜3分茹でてバットなどにとる。

3. ナスはフォークで刺して数か所に穴をあけてラップに包み、レンジ600Wで3分加熱する。

4. ❸を氷水で冷やして粗熱をとり、ヘタを切り落としてから手で縦に3〜4つに割く。

5. 冷ました❷と❹を器に盛り、混ぜ合わせたⒶを全体にかける。お好みで小口切りにした青ねぎを散らす。

調理時間 25分

お守りポイント

油を吸って高カロリーになりがちなナスを蒸していただくことでぐんとヘルシーに。鶏むね肉に含まれるビタミンB₆は摂取したタンパク質をアミノ酸に分解して再合成するときに欠かせない大切な栄養素。また、ナスに含まれるカリウムはむくみを防ぐので夏には特におすすめ。

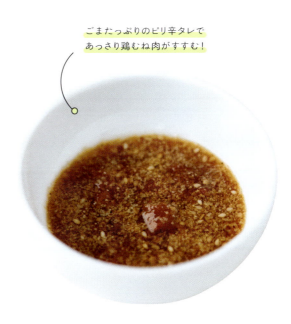

ごまたっぷりのピリ辛タレであっさり鶏むね肉がすすむ！

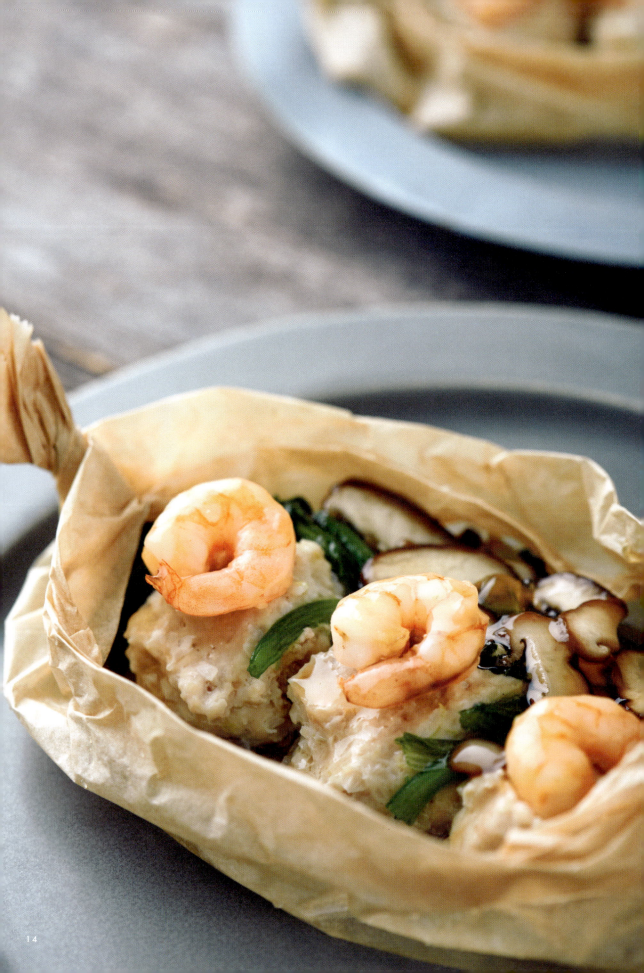

Chapter 1 出番の多い 頼れるワンパンレシピ 7

手を汚さず簡単！ぷりっぷりの食感も美味な極上つくね

海老つくね蒸し

材料 2人分

- むき海老……………………6尾
- 鶏ももひき肉…………………250g
- 青ネギ………………………適量
- ほうれん草…………………2束
- れんこん……………………100g
- しいたけ……………………3個
- 片栗粉………………………大さじ2
- 水……………………………130ml
- Ⓐ 片栗粉……………………小さじ2
  塩・こしょう……………少々
- Ⓑ めんつゆ（3倍濃縮タイプ）
  …………………………大さじ3
  水………………………100ml

作り方

1. ほうれん草は5cm幅、しいたけとれんこんは薄切り、青ネギは小口切りにそれぞれ切る。
2. 厚めのビニール袋に鶏ももひき肉と❶の青ネギ、Ⓐを入れてよく揉み込む。
3. 約30cm×40cmのクッキングシートを準備し、その上にれんこんの半量を広げて並べる。❷の袋の下の角を小さく切り、れんこんの上に鶏ももひき肉を丸く3つ絞り出す。その上にむき海老を1つずつのせ、脇には❶のほうれん草の半量を列になるように置く。
4. クッキングシートでキャンディ状に包み、両端をねじって留める。もう1つも同じように包む。
5. フライパンに❹を2つ並べて置き、水を入れて強火で加熱する。沸騰したら中火に落とし、約10分蒸す。
6. 耐熱容器に❶のしいたけを入れて片栗粉をまぶす。Ⓑを入れて全体を混ぜ、レンジ600Wで2〜3分加熱する。
7. 蒸し上がった❺の包みを開け、竹串などでつくねに火が通ったか確認する。火が通っていたら、❻をかけて完成。

※つくねの大きさや包み方によって火の入り具合が変わるので途中でチェックします。また、材料を冷蔵庫から出してすぐ使う場合は蒸し時間を長めに調整してください。

お守りポイント

しいたけには、便のカサを増やす不溶性食物繊維が豊富。れんこんに含まれるビタミンCには高い抗酸化作用があり、でんぷん質に包まれているから加熱しても壊れにくいのも嬉しいところ。海老の赤い色素・アスタキサンチンによるストレス軽減効果も期待できる一品。

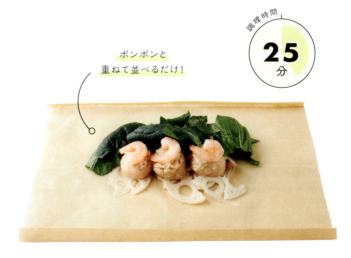

ポンポンと重ねて並べるだけ！

調理時間 25分

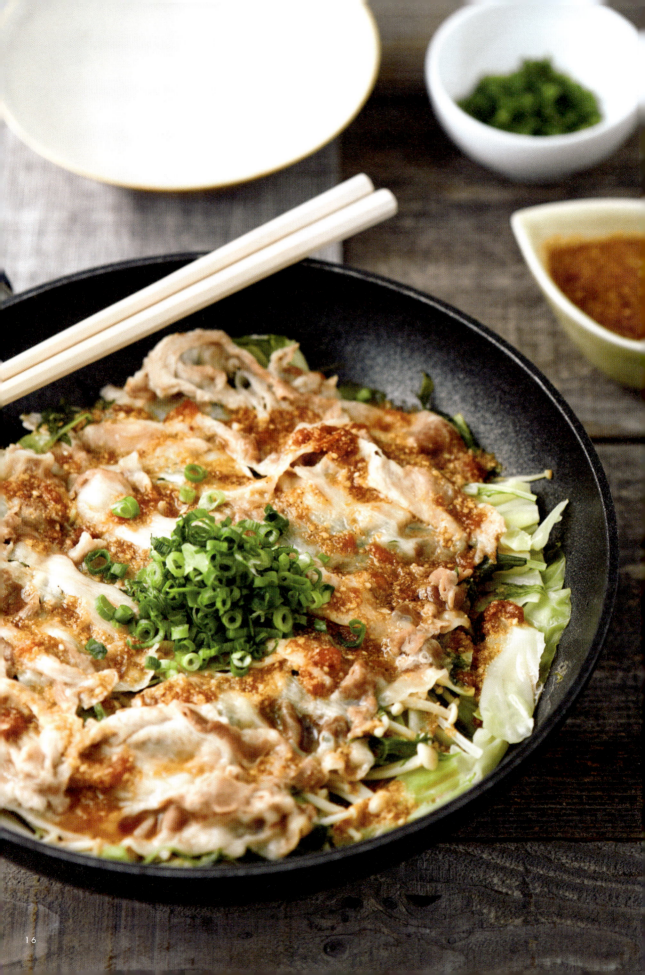

> ザクザク切って重ねるだけ！ 梅パワーで疲れが吹き飛ぶ

蒸し豚キャベツ

材料（2人分）

- しゃぶしゃぶ用豚肉 …………… 200g
- キャベツ ………………………… 1/4個
- えのき …………………………… 1/2袋
- 水菜 ……………………… 1/2袋（100g）
- 塩 ……………………………… ふたつまみ
- 酒 ………………………………… 大さじ2
- 水 ………………………………… 大さじ1
- 梅干し（塩分濃度8％）…… 2粒（約25g）
- Ⓐ
  - しょうゆ ………… 大さじ1と1/2
  - 米酢 ……………… 大さじ1と1/2
  - すりごま ………… 大さじ1と1/2
  - てんさい糖 ……………… 小さじ2
  - ごま油 …………………… 小さじ2

作り方

1. キャベツはざく切りに、水菜は5㎝幅に切る。えのきは石づきを落とし、ほぐす。

2. フライパンに【キャベツ→えのき→水菜→しゃぶしゃぶ用豚肉】の順に重ねて置く。全体に塩をふって酒をまわし入れ、蓋をして強火で加熱する。沸騰したら弱火〜中火で8分加熱する。

3. 種を除いた梅干しを叩いてつぶし、Ⓐと混ぜ合わせる。

4. 蒸し上がったら❸を全体にまわしかける。お好みで小口切りにした青ねぎを散らす。

調理時間 **20分**

> 蒸す際に焦がさないよう材料を重ねる順番に気をつけて

お守りポイント

キャベツのビタミンCとEには、ストレスを緩和する強い抗酸化作用があります。キャベジン（キャベツに含まれるビタミン様物質）が胃腸の働きをサポートするほか、豚肉に含まれるビタミンB₁が疲労回復をサポートするなどお疲れのときにぴったり。水溶性・不溶性のW食物繊維も豊富。

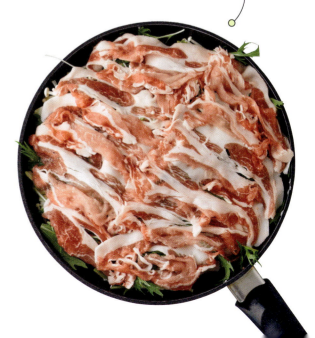

Chapter 1 出番の多い 頼れるワンパンレシピ7

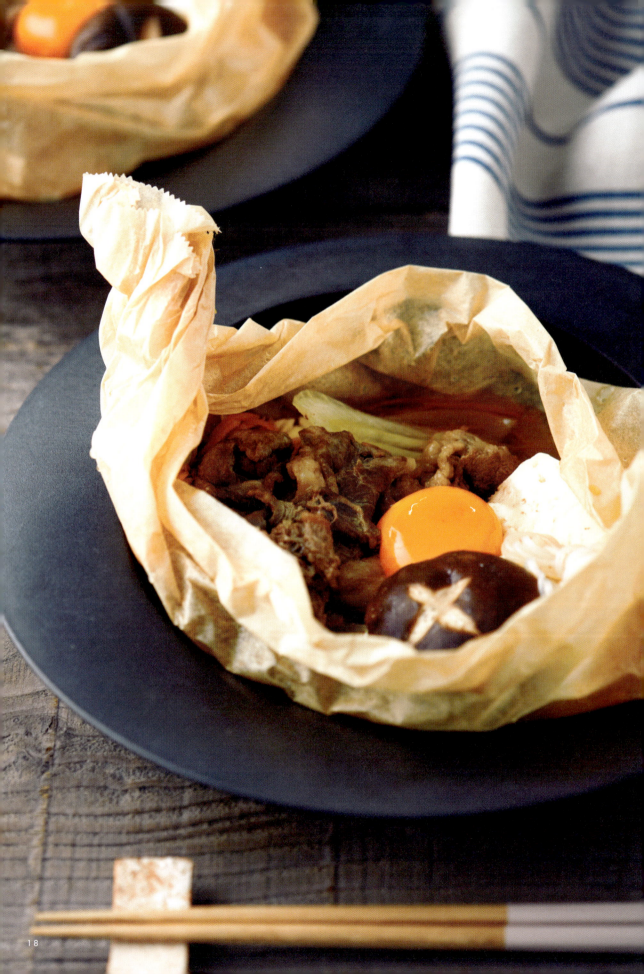

Chapter 1 出番の多い 頼れるワンパンレシピ 7

> 優しい味が染み入る、洗い物要らずの新感覚すき焼き

牛すき風包み蒸し

材料 2人分

- 牛肉……………………… 200g
- にんじん………………… 1/2本
- 玉ねぎ…………………… 1/2個
- 長ねぎ…………………… 1/2本
- 結びしらたき……………… 6個
- 木綿豆腐……………… 150g(半丁)
- しいたけ…………………… 2個
- 卵黄……………………… 2個分
- 水………………………… 130㎖
- Ⓐ しょうゆ……………… 大さじ3
  酒………………… 大さじ2
  てんさい糖…………… 大さじ1

作り方

❶ にんじんは長さ5cmの細切り、玉ねぎは薄切り、長ねぎは幅0.5cm幅の斜め切りにそれぞれカットし、木綿豆腐は6等分にする。しいたけは軸から切り落とす。

❷ 牛肉は食べやすい大きさに切り、Ⓐに漬け込む。

❸ 約30cm×40cmのクッキングシートを準備し、【玉ねぎ→長ねぎ→にんじん】の順に半量敷く。その上に【豆腐→しらたき→しいたけ】の順に積み重ねる。

❹ ❷を最後にのせて漬け汁を全体にかけ、クッキングシートの両端をねじって留め、キャンディ状に包む。もう1つも同じように包んでおく。

❺ フライパンに❹と水を入れて蓋をして、強火にかける。沸騰したら、中火で7分加熱する。

❻ 食べるときに卵黄を入れる。

調理時間 **25分**

お守りポイント

すき焼きは塩分や糖分が多くなりがちですが、このレシピなら調味料の摂りすぎを防ぎ、1人分ずつ作るから食べ過ぎ予防にも◎。にんじんの水溶性食物繊維や玉ねぎのオリゴ糖が腸内善玉菌のエサに。また、牛肉×豆腐を同時に摂ることでたんぱく質の吸収率が上がります。

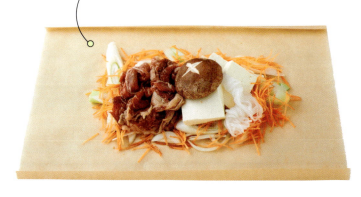

少なめ調味料で、肉と野菜の味をしっかり堪能！

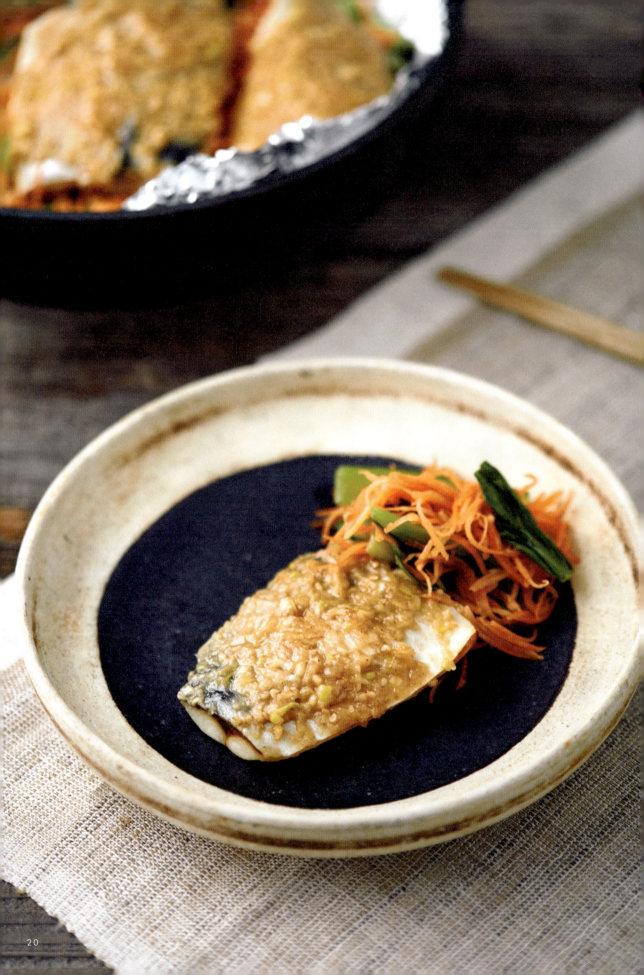

> ふっくら蒸し上げた鯖とたっぷりの野菜がワンパンで！

鯖のごま味噌焼き

材料 2人分

鯖の切り身 ………………… 半身2切
にんじん …………………… 1/2本
小松菜 ……………………… 3株
白ねぎ ……………………… 10cm
水 …………………………… 100ml
Ⓐ 味噌 …………… 大さじ1と1/2
　 てんさい糖 ……… 大さじ1と1/2
　 白すりごま ……………… 大さじ1
　 酒 ………………………… 小さじ2

作り方

❶ 小松菜は5cm幅に、にんじんは細切りにする。半身の鯖は2等分に切る。

❷ フライパン全面に、フライパンからはみ出すサイズでアルミホイルを敷いて【小松菜→にんじん】の順に広げて入れ、その上に鯖をのせる。

❸ 白ねぎをみじん切りにしてⒶと混ぜ、鯖の上にゴムベラなどで均一に塗り広げる。

❹ ❸にアルミホイルを全体を覆うようにかぶせ、❷で敷いたアルミホイルと上下の両端を合わせて包み込む。

❺ 水をアルミホイルの内側に入らないようにフライパンに流し入れ、蓋をして強火で加熱する。沸騰したら中火に落とし、約7分蒸す。

❻ 器に鯖をのせ、横に野菜の付け合わせをあしらう。

調理時間 **20**分

アルミホイルを味噌に触れさせると焼き色がついて香ばしく美味しい！

お守りポイント

青魚には、コレステロール値を下げるDHA・EPAがたっぷり。にんじんと小松菜には美肌に効くビタミンAが、ごまには幸せホルモンの材料となるトリプトファンが豊富です。発酵食品である味噌にはストレス軽減効果のあるGABAも含まれ、腸内環境を整える最強ダレに！

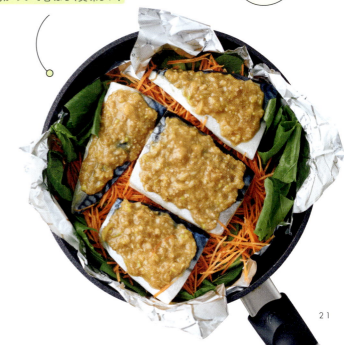

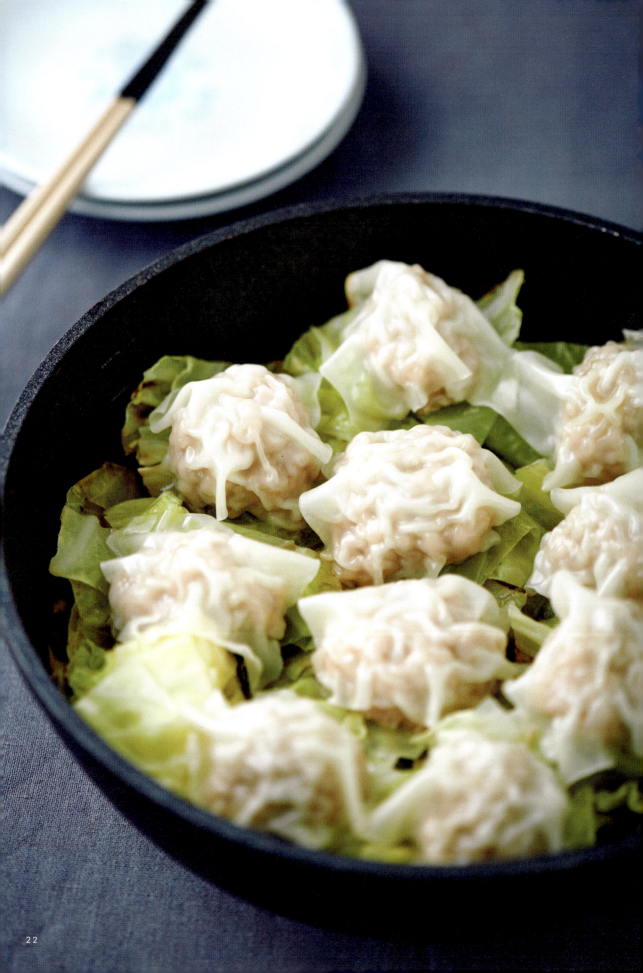

> クタクタな日も簡単♪ 目からウロコの重ねワザでご馳走中華

包まないシュウマイ

材料 2人分

- 豚ひき肉 …………………… 200g
- キャベツ …………………… 1/4玉
- 玉ねぎ ……………………… 1/4個
- シュウマイの皮 …………… 10枚
- 水 …………………………… 150ml
- Ⓐ
  - しょうゆ …………… 小さじ2
  - てんさい糖 ………… 小さじ2
  - 酒 …………………… 小さじ2
  - ごま油 ……………… 小さじ1
  - 塩 ………………… 小さじ1/4
  - 生姜(すりおろし)…… 小さじ1/2
  - 片栗粉 ……………… 大さじ1

作り方

❶ キャベツをざく切りにし、フライパンに並べる。

❷ 玉ねぎをみじん切りにする。厚めのビニール袋に玉ねぎと豚ひき肉、Ⓐを入れてよく揉み込む。

❸ ❷をスプーンで直径3〜4cmの丸いタネに成形し、❶の上に間隔を開けて並べる。

❹ ❸の丸いタネの上にシュウマイの皮を1枚ずつのせ、全体に水を回しかけて蓋をし、強火で加熱する。沸騰したら中火に落とし、8〜10分蒸す。

調理時間 **25**分

Chapter 1 出番の多い 頼れるワンパンレシピ 7

蒸して素材の旨みを引き出すから美味しくなる！

お守りポイント

食物繊維の多いキャベツはざく切りにすることで噛む回数が増え、満腹感を感じやすくなります。しかも糖質の消化を早めるジアスターゼも豊富。また、玉ねぎに含まれるオリゴ糖など腸内細菌のエサも摂れる美腸レシピ。蒸し焼きだから余分な脂質がカットできてヘルシーです。

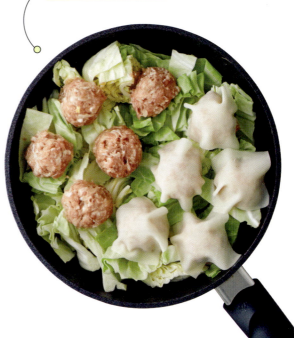

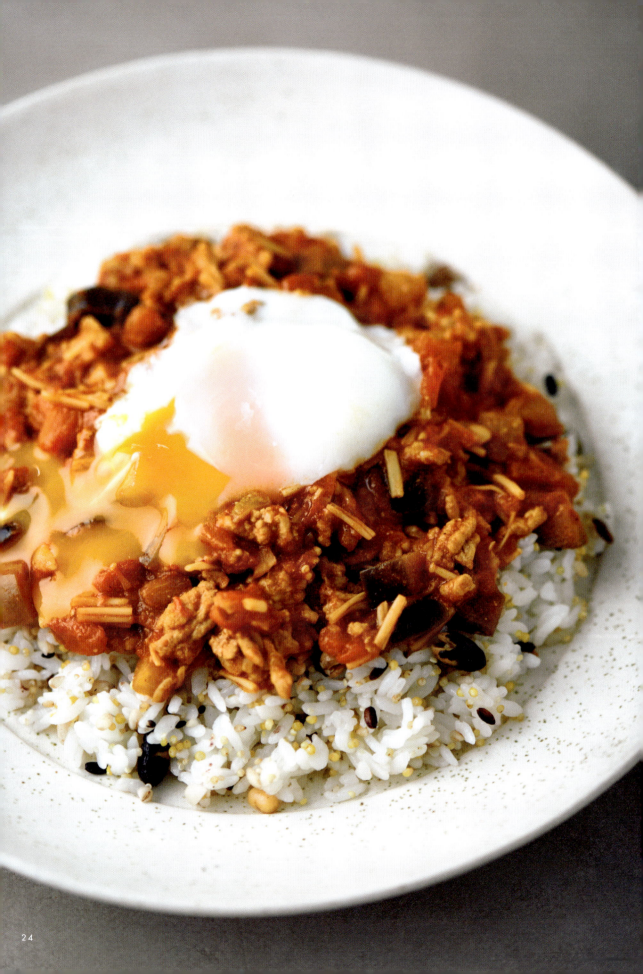

油なしでも食べ応え抜群！腸活食材で巡るボディに

腸活キーマカレー

材料 2人分

- 鶏ももひき肉 …………………… 200g
- えのき ………………………… 1袋
- ナス …………………………… 2本
- 生姜 …………………………… 1かけ
- 卵 ……………………………… 2個
- 水 ……………………………… 50㎖
- 塩 …………………………… ふたつまみ
- Ⓐ
  - トマト缶 ………………… 400g
  - カレー粉 ………… 大さじ1と1/2
  - しょうゆ ……………… 大さじ1
- 腸活ご飯（P.6参照） …………… 200g

作り方

1. ナスは2㎝の角切り、えのきは2㎝幅に細かく切る。生姜はみじん切りにする。
2. フライパンに【生姜→えのき→ナス→鶏ももひき肉】の順に重ね入れ、塩と水を加える。
3. 蓋をして弱火〜中火で加熱する。肉の色が変わってきたら、蓋を外してⒶを加えて水分を飛ばす。
4. 耐熱容器に卵を割り入れ、水大さじ1を入れる。卵黄に竹串で小さい穴をあけ、レンジ600Wで約45秒加熱して温泉卵にする。卵は1つずつ加熱すること。
5. 器にご飯を盛り、❸をのせる。❹を大きめのスプーンにとって水気を切り、その上にのせる。

材料を全部入れて蒸すだけ！
最小限の手間で極旨カレーに

調理時間
20分

Chapter 1 出番の多い 頼れるワンパンレシピ 7

お守りポイント

カリウムたっぷりのナスには、余分な塩分や水分を排出する作用が。夏野菜には体を冷やす作用があるけれど、生姜とスパイスの温め効果で補えるので、腸も活発に動き代謝UP！ ベースをグツグツ煮て作るから脂質も控えめなうえ、えのきなど食物繊維豊富でご機嫌な美腸に。

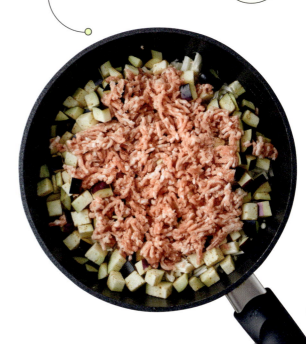

25

\ 管理栄養士ありこ's 養生Lesson /

旬の食材で季節の不調ケア

旬の食材には、その季節のからだをケアする栄養素が含まれていることが多々あります。
ここでは季節ごとに取り入れると体調管理に役立つ食材をご紹介！

春 ｜ 感じやすい不調　TOP3

Spring

1
花粉症などの アレルギー症状

アレルギーのケアには、免疫を上げるビタミンDを多く含むきのこや、炎症を抑えるDHAやEPAを含む良質な青魚の油がおすすめ。また、玉ねぎに含まれるケルセチンにはヒスタミンの放出を防ぐ効果もあると言われています。

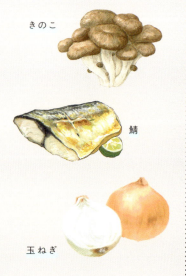

きのこ / 鯖 / 玉ねぎ

2
気分の落ち込み

春は季節性うつや自律神経の乱れが起こりやすくなります。幸せホルモンの材料となる大豆製品に含まれるトリプトファンをはじめ、神経伝達物質の合成に関わるビタミンB_6やマグネシウム、亜鉛などのミネラルを意識してみて。

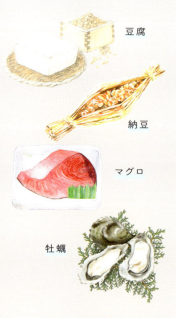

豆腐 / 納豆 / マグロ / 牡蠣

3
消化力の低下

一般的に春は解毒の季節といわれ、肝臓に負担がかかりやすい時期。肝臓をサポートするキャベツや解毒作用のある山菜を積極的に取り入れてみてください。また、消化を助ける塩麹を使うのもおすすめ。

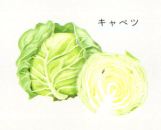

キャベツ

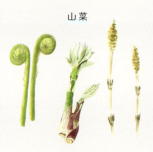

山菜

夏 | 感じやすい不調　TOP4

Summer

1 むくみ

特に梅雨の時期くらいから、からだに湿気が溜まりやすくなります。体内の余計な水分の排出を促すカリウムを含んだ食材を積極的に摂るのがおすすめ。夏野菜に多く含まれています。

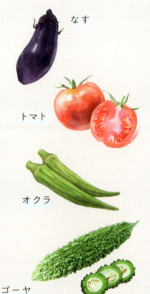

なす
トマト
オクラ
ゴーヤ

2 便秘

夏は暑いとはいえ、室内はエアコンが効いていて寒いくらいのことも。さらに、冷たい飲み物や食べ物を口にすることも増え、腸が冷えるので、動きが鈍くなってしまいます。腸を温める生姜や水溶性の食物繊維でケアを。

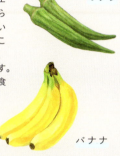

生姜
オクラ
バナナ

3 自律神経の乱れ

夏は暑さで寝苦しかったり、室内と室外の気温差だったりで自律神経に負荷がかかりやすい季節。ストレスを軽減し、安眠効果があるといわれているGABAを含む食材を摂ってみるといいでしょう。

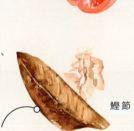

トマト
鰹節

GABAを含む発酵食品は心強い味方！

4 夏バテ

毎年、暑さを更新している今、夏バテは逃れられない不調の1つ。とにかく水分と塩分を適度に摂ることが大事です。また、疲労回復効果のあるビタミンB群を含む豚肉やうなぎなどもおすすめ。

塩分＋クエン酸補給で夏に大活躍！

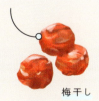

梅干し

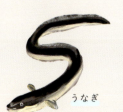

うなぎ

秋 | 感じやすい不調　TOP3

Autumn

1 秋うつ（気分の落ち込み）

春の気分の落ち込みと同様、幸せホルモンの原料であるトリプトファンを意識してみてください。そのほか、秋は緑黄色野菜には心身の疲れを和らげるビタミンやミネラルを含んでいるので、この時季におすすめです。

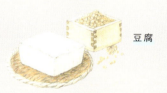
豆腐

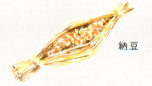
納豆

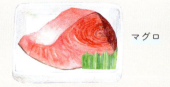
マグロ

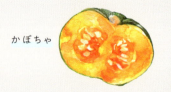
かぼちゃ

2 風邪

夏バテをした後だと、疲れから免疫が下がることが。本格的な冬に入る前にしっかりと免疫を整えるべく、ビタミンDを摂っておくとよいでしょう。また、腸内環境を整える食物繊維や発酵食品も積極的に摂っておいて。

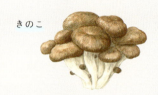
きのこ

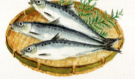
青魚

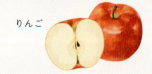
りんご

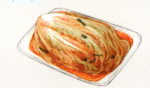
キムチ

3 秋バテ

最近では夏の終わりに夏バテを起こすだけでなく、秋になってもバテている人が見受けられます。疲れてしまっていたら、消化のよいもの、温かい汁物などでからだを休ませてあげてください。

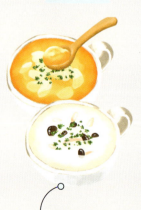
温かいスープ

消化がよく、温かいスープはこの時期、特におすすめ！

冬 | 感じやすい不調　TOP3

Winter

1 便秘

寒い時季は水分を摂らなくなる傾向にあり、体内の水分不足で便秘になることが。また、腸の冷えもあるため、水分や食物繊維をしっかり摂りつつ、生姜や香辛料・根菜類で、からだの内側から温めて。

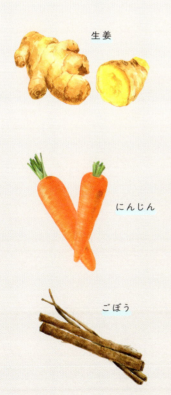

生姜

にんじん

ごぼう

2 肌の乾燥

女性なら誰もが実感している冬の乾燥。肌の潤いを保つ緑黄色野菜に多く含まれるビタミンAや抗酸化成分であるビタミンC・Eは積極的に摂って。また、たんぱく質不足でも乾燥が起こるので、しっかり摂るようにしましょう。

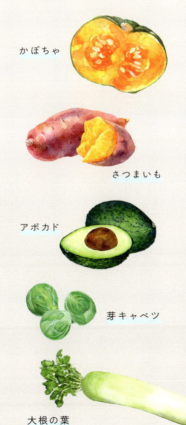

かぼちゃ

さつまいも

アボカド

芽キャベツ

大根の葉

3 冷え性

冷えには、便秘同様、からだを温めるスパイスがおすすめ。生姜を筆頭に、唐辛子や香辛料などを、料理に上手く取り入れていくといいでしょう。特に生姜は紅茶などの飲み物にも入れやすいのでぜひ冬の習慣に。

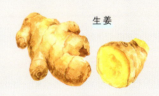

生姜

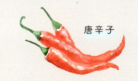

唐辛子

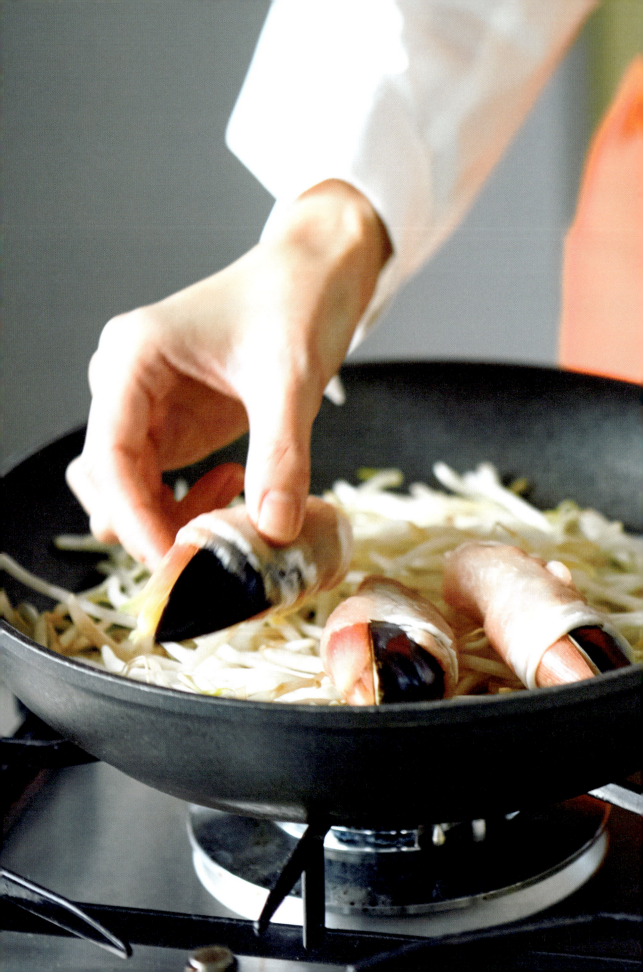

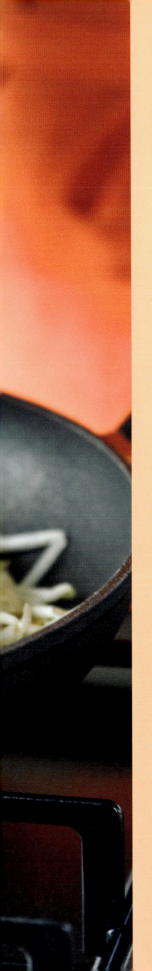

Chapter

2

腸活食材＋蒸し煮の毎日おかず

最初に少しの料理酒と塩で下蒸しを行うことで、少ない調味料でもしっかり味に仕上がるおかずをご紹介します。夜遅くに食べても、腸活食材＋蒸して調理するので、胃腸に優しく、もたれにくいのが特徴です。毎日のレシピに困ったら、ぜひご活用ください。

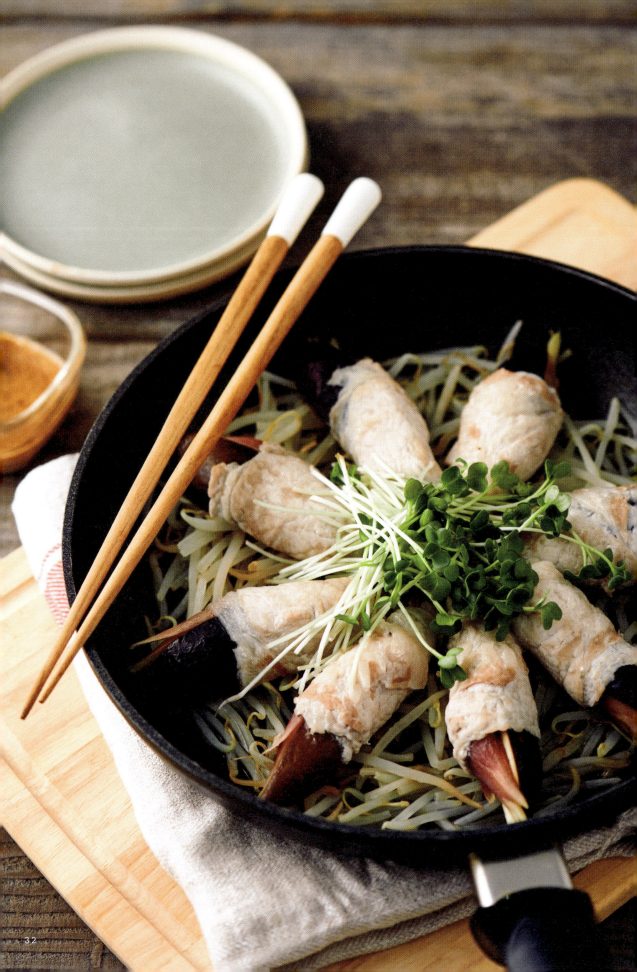

> 夏バテもむくみも一撃！蒸し器不要の天才おかず

ナスとミョウガの肉巻きごまダレ

調理時間 **20**分

材料 2人分

- 豚ロース薄切り肉……… 8枚(200g)
- ナス……………………… 2本
- ミョウガ………………… 4本
- 豆もやし………………… 1袋
- かいわれ大根…………… 1/2パック
- 酒………………………… 大さじ2
- 塩………………………… ふたつまみ

〈味噌ダレ分〉
- Ⓐ
  - 味噌……………… 大さじ1
  - すりごま………… 大さじ1
  - しょうゆ………… 小さじ2
  - 米酢……………… 小さじ2
  - てんさい糖……… 小さじ1
  - ごま油…………… 小さじ1
  - ニンニク(すりおろし)…… 1/2かけ

作り方

1. ナスはヘタを落として縦に4等分に、ミョウガは縦半分に切る。かいわれ大根の根は切っておく。

2. 豚ロース薄切り肉を広げて❶を重ねて置き、巻く。

3. フライパンの全面にもやしを敷き、その上に❷を並べる。

4. 全体に塩をふり、酒をまわし入れる。蓋をして強火で加熱する。沸騰したら弱火～中火に落とし、約7分蒸す。

5. Ⓐを混ぜておく。肉に火が通ったら全体にまわしかけ、❶のかいわれ大根を中央に飾る。

Chapter **2** 腸活食材＋蒸し煮の毎日おかず

発酵食品の味噌と善玉菌を増やすごまで無敵の腸活ダレに

リーズナブルで栄養豊富なもやしが蒸し器代わり！

お守りポイント

カリウムを多く含むナスやミョウガはむくみ予防に効果的で、夏に特に摂りたい食材。豚肉に含まれるビタミンB₁には疲労回復効果が。ニンニクに含まれるアリシンと一緒に摂ると吸収率がUPするので、夏バテしたときにも◎。ミョウガの香りで食欲が高まり元気が出ます。

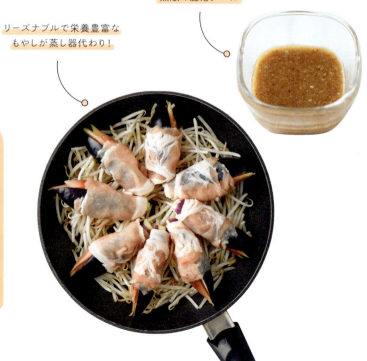

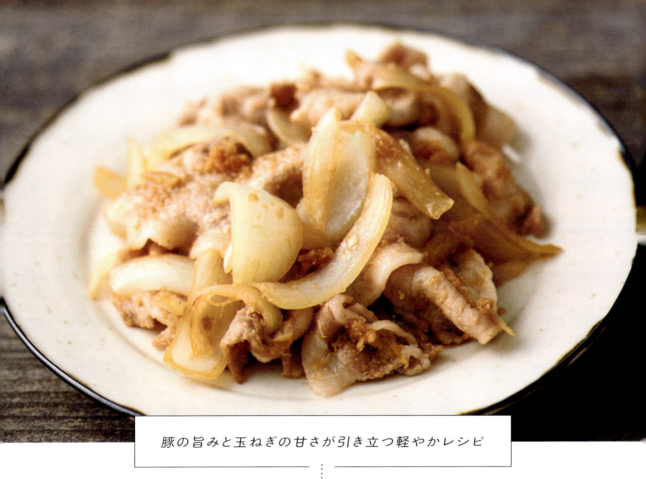

豚の旨みと玉ねぎの甘さが引き立つ軽やかレシピ

重ね煮の生姜焼き

材料 2人分

生姜焼き用豚ロース肉 ………… 250g
玉ねぎ ………………………… 1/2個
Ⓐ しょうゆ ……………… 小さじ1
　 酒 ……………………… 大さじ1
　 生姜(すりおろし) ……… 1かけ分
Ⓑ しょうゆ ……… 大さじ1と1/2〜2
　 みりん ………………… 小さじ2
　 てんさい糖 …………… 小さじ2
　 生姜(すりおろし) ……… 1かけ分

作り方

❶ ボウルにⒶを混ぜ合わせ、豚ロース肉を漬けて10分置く。

❷ 玉ねぎは縦半分に切ってから約2cm幅に切る。

❸ フライパン全面に玉ねぎを敷き、その上に豚肉を広げてのせる。蓋をして弱火〜中火で加熱する。

❹ 豚肉の色が変わり始めたら、Ⓑをまわしかけて煮からめる。豚肉と玉ねぎに完全に火が通ったら完成。

調理時間 **20**分

お守りポイント

ビタミンB₁が豊富な疲労回復食材である豚肉と、温め効果や健胃効果が高い生姜は黄金の組み合わせ。油を使わず蒸すので胃の負担にならないうえ、玉ねぎの甘さを引き立たせるので、調味料は最小限になるのも◎。

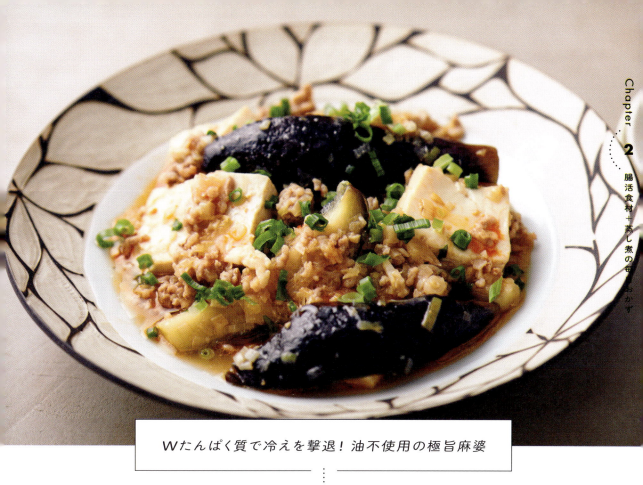

Wたんぱく質で冷えを撃退！油不使用の極旨麻婆

麻婆ナス豆腐

材料 2人分

- 牛豚合びき肉　150g
- 豆腐　200g(2/3丁)
- 長ねぎ　1/2本
- ナス　2本
- ニンニク・生姜　各1かけ
- 塩　ふたつまみ
- 酒　大さじ2
- ごま油　適量

A
- 水　100ml
- しょうゆ　大さじ1
- 味噌　大さじ1
- 豆板醤　小さじ1
- てんさい糖　小さじ1

作り方

① 豆腐をキッチンペーパーに包み、レンジ600Wで2分30秒加熱する。粗熱がとれたら食べやすい大きさに切る。

② 長ねぎ、ニンニク、生姜はみじん切りにし、ナスはヘタを落として縦に4等分に切る。

③ フライパンに【ニンニク→生姜→長ネギ→ナス→牛豚合びき肉】の順に重ね入れ、全体に塩をふって酒をまわし入れる。

④ 蓋をして弱火で加熱する。合びき肉の色が変わったら豆腐を入れ、Ⓐをまわしかける。

⑤ 好みの程度になるまで水分を飛ばす。ごま油をひとまわしかけて香りをつける。

お守りポイント　中華料理では油を多く使いがちですが、ありこレシピでは蒸し調理なのでヘルシー！　ひき肉の動物性たんぱく質と豆腐の植物性たんぱく質をWで摂るとたんぱく質の吸収率がUPし、腸活にも筋活にも効果的。

調理時間 20分

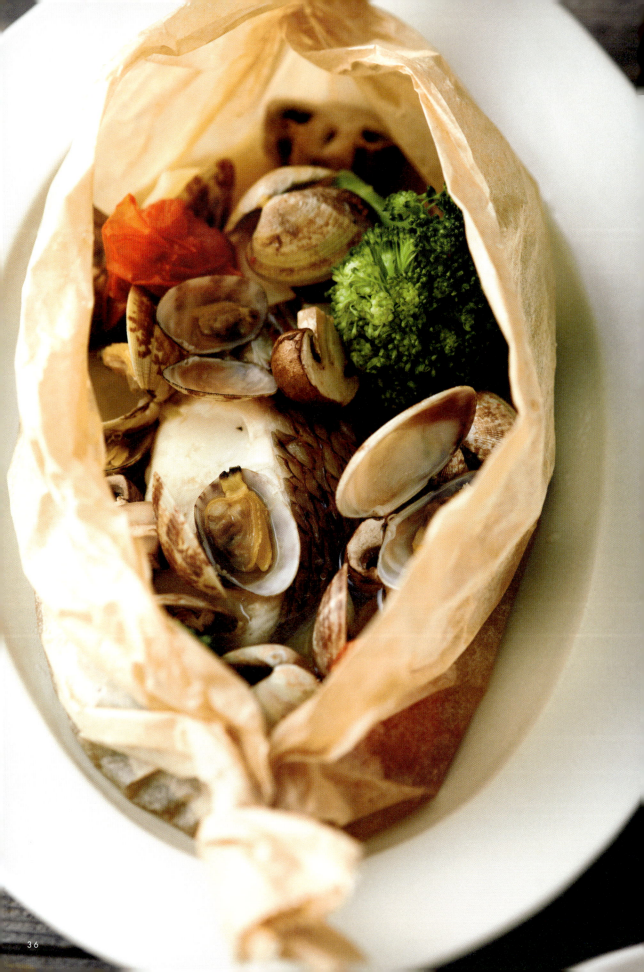

夏バテ対策も美腸も叶える蒸し器不要のおかず

包み蒸しアクアパッツァ

材料（2人分）

- 鯛の切り身（生鱈でも可） ……… 2切れ
- あさり（砂抜き済） ……………… 100g
- ブロッコリー ……………………… 50g
- ミニトマト ………………………… 6個
- マッシュルーム …………………… 6個
- ニンニク …………………………… 1かけ
- 塩・こしょう ……………………… 適量
- 白ワイン …………………………… 大さじ2
- オリーブオイル …………………… 小さじ2
- 水 …………………………………… 100mℓ

作り方

1. 鯛の水分をキッチンペーパーでふき取り、塩・こしょうをふっておく。ニンニクを薄くスライスする。マッシュルームは2等分に、ブロッコリーは一口大に切る。ミニトマトはヘタを取る。

2. 約30cm×40cmのクッキングシートを準備し、その上に❶の鯛の上に、あさり、ブロッコリー、ミニトマト、マッシュルームを半量ずつのせる。

3. ❷に白ワインをまわし入れ、クッキングシートでキャンディ状に包み、両端をねじって留める。もう1つも同様に包む。

4. フライパンに❸をのせ、水を入れて強火で加熱する。沸騰したら弱火〜中火に落とし、約5分蒸す。

5. 食べる直前にクッキングシートを開き、オリーブオイルをまわしかけていただく。

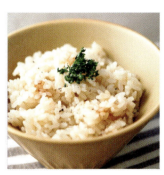

Arrange!

アクアパッツァの残り汁にしょうゆを小さじ1加えて、ご飯（1.5合分）を炊く水に加えると美味しい炊き込みご飯になります。ぜひ試してみて！

お守りポイント

貧血予防になるビタミンB₁₂や鉄分、カルシウムが豊富なあさりは女性の頼もしい味方。ブロッコリーのビタミンCやスルフォラファンは腸内の善玉菌を増やし、肝機能を高める働きも。茹でると流れ出てしまう栄養も蒸すと防げるので、栄養素を無駄にせず摂れます。

並べて包むだけで
あさりの出汁が
染みわたる美味しさに！

調理時間 20分

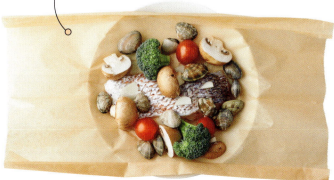

Chapter 2　腸活食材＋蒸し煮の毎日おかず

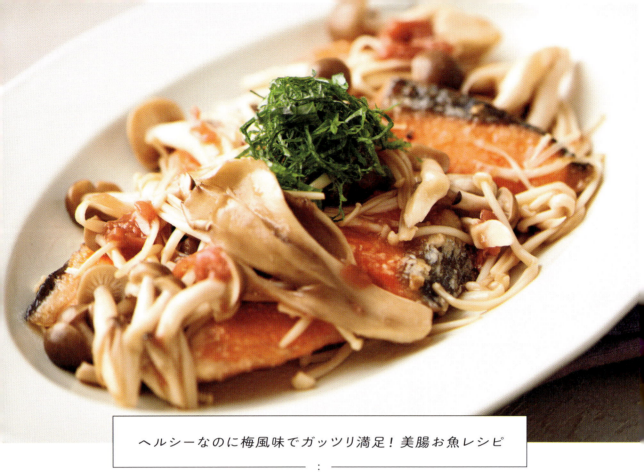

ヘルシーなのに梅風味でガッツリ満足！美腸お魚レシピ

鮭の梅ポン炒め

材料 2人分

鮭の切り身	2切れ
まいたけ	1パック
しめじ	1パック
えのき	1/2袋
大葉	3枚
片栗粉	小さじ2
米油	小さじ1
酒	大さじ1
塩	ふたつまみ
梅干し(塩分濃度8％)	2粒(約25g)
Ⓐ ポン酢	大さじ2
みりん	大さじ1

作り方

① 鮭を4等分に切ってフライパンに入れ、片栗粉をまぶしておく。まいたけとしめじ、えのきは石づきを落とし、食べやすいサイズにそれぞれ切る。

② 米油をまわし入れ、中火で加熱する。

③ 鮭の片面に焼き色がついたらフライパンの端に寄せ、中央にきのこ類を入れる。塩と酒をまわし入れ、約3分蒸し焼きにする。

④ 種を除いた梅干しを叩いてつぶし、Ⓐと混ぜ合わせる。

⑤ きのこ類がしんなりしたら、Ⓐを加えてさっと炒め合わせる。

⑥ ⑤を器に盛り、千切りにした大葉を添える。

※きのこは合計300gを目安に、好きなものを入れてOK。

お守りポイント
魚に含まれるDHAやEPAはオメガ3系脂肪酸であり、ダイレクトに腸に届く栄養素が摂れます。また、鮭ときのこにはビタミンDが豊富に含まれるので、骨の形成や花粉症予防、秋うつ対策にも効果的です。

調理時間 **20**分

痩せ菌が爆増！食感も美味しいホクホクおかず

青のり長芋チキン

材料（2人分）

鶏手羽中	300g
長芋	150g
レモン	1/4個
塩	小さじ1/2
酒	大さじ1
米油	小さじ1
Ⓐ 片栗粉	大さじ1〜2
青のり	大さじ1〜2

作り方

❶ 厚めのビニール袋に鶏手羽中と塩、酒を入れてよく揉み込み、5分置く。

❷ 長芋は皮つきのまま、短冊切りにして❶の袋に加えてなじませる。その中にⒶも加え、袋の口を閉じた状態で振って全体に調味料をいきわたらせる。

❸ フライパンに米油をひき、❷を並べる。中火で転がしながら7〜8分焼く。お好みでくし切りのレモンを添えて器に盛る。

お守りポイント
「芋類はダイエットの敵」と思われがちだけれど、水溶性食物繊維が豊富で便秘解消、痩せ菌増加につながる長芋はとてもおすすめ。コラーゲンを含むたんぱく質が豊富な鶏手羽中と理想的な組み合わせ。

調理時間 15分

Chapter 2 腸活食材＋蒸し煮の毎日おかず

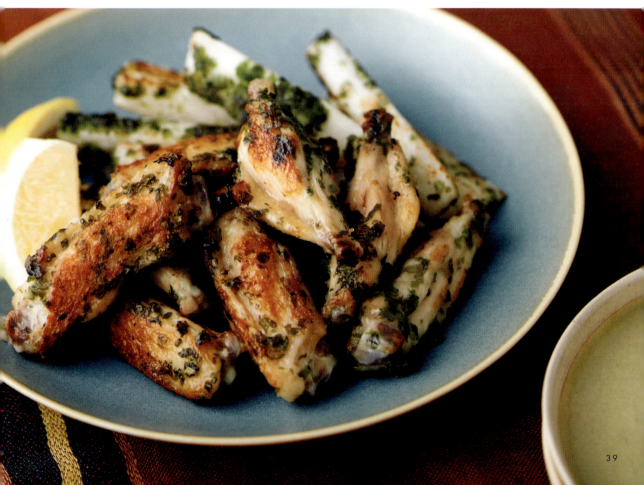

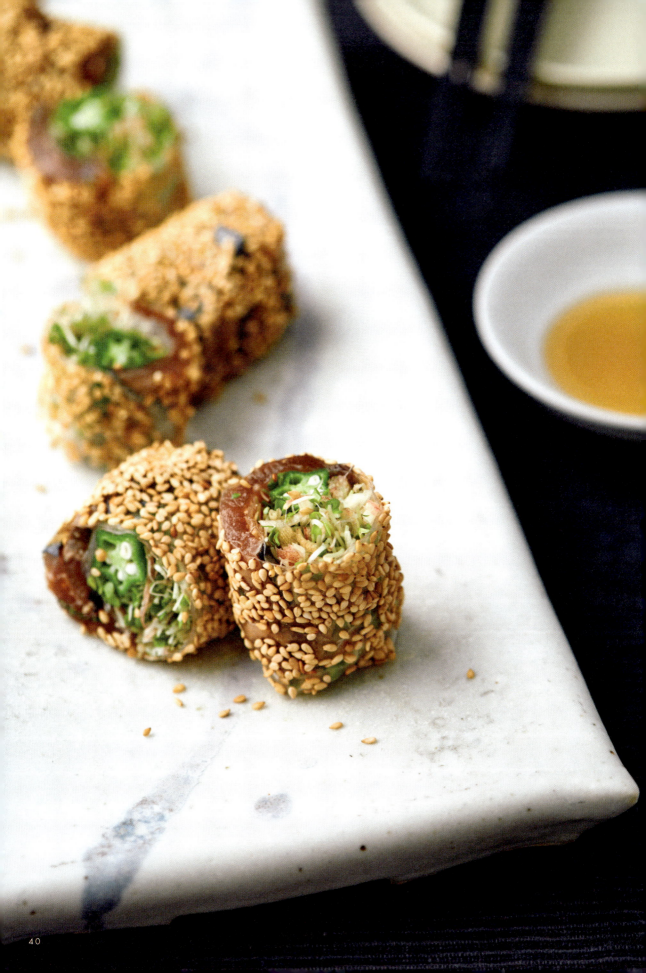

> プチプチ、シャキシャキ…食感も楽しいお魚生春巻き

鰹と薬味の生春巻き

材料 — 2人分

- 鰹（刺身用）……………………… 8切れ
- オクラ ……………………… 4本（約40g）
- ミョウガ ……………………………… 3個
- ブロッコリースプラウト …… 1パック
- ライスペーパー ……………………… 4枚
- しょうゆ麹 ……………………… 大さじ1
- 煎りごま ……………………………… 適量

作り方

❶ ミョウガは千切りにして、根を切ったブロッコリースプラウトと混ぜる。

❷ オクラは板ずりをし、ラップで包んでレンジ600Wで40秒加熱する。ラップを外して粗熱をとり、ヘタのみ取っておく。

❸ 鰹にしょうゆ麹をまぶしてなじませる。

❹ 水をくぐらせたライスペーパーをまな板の上に置き、❸の鰹を2切れ、❷のオクラを1本丸ごと、❶の1/4量を横長に置く。きゅっとひと巻きし、左右を折りたたんでさらに巻く。4枚すべて同様に巻く。

❺ 生春巻きの外側に煎りごまをまぶし、一口大に切る。お好みでごま油を添えてもOK。

調理時間 **20分**

お守りポイント

良質な脂やビタミンB₁₂、ビタミンDが豊富な鰹をしょうゆ麹に漬けることでたんぱく質が分解され、消化しやすい形に。生きた菌をそのまま摂れ、さらに善玉菌を増やす働きのあるブロッコリースプラウトやネバネバ成分が善玉菌のエサになるオクラとの合わせ技で美腸へ！

具材を置いたら素早く巻くのがコツ！

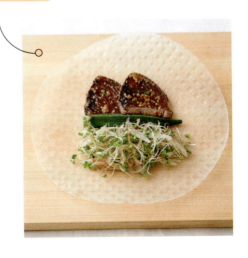

Chapter 2 腸活食材＋蒸し煮の毎日おかず

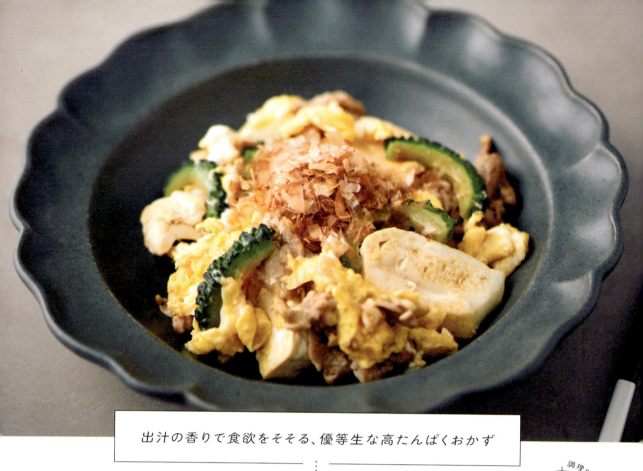

出汁の香りで食欲をそそる、優等生な高たんぱくおかず

芳醇ゴーヤチャンプルー

調理時間 **20**

材料 2人分

- ゴーヤ……………………… 1本
- 豚こま肉…………………… 200g
- 木綿豆腐…………………… 200g(2/3丁)
- 卵…………………………… 2個
- 米油………………………… 小さじ1
- ごま油・鰹節……………… 適量
- Ⓐ 出汁パック………… 1袋(約50g)
  - しょうゆ…………… 小さじ2
  - 酒…………………… 小さじ2
  - オイスターソース… 小さじ2

作り方

❶ ゴーヤは縦半分に切ってワタを取り、幅1cm幅に切る。

❷ 出汁パックの中身を取り出し、Ⓐをすべて混ぜ合わせる。

❸ 豆腐はキッチンペーパーに包み、レンジ600Wで2分加熱する。粗熱をとり、一口大に切る。

❹ フライパンに米油をひき、強火で加熱して❸を両面焼きつけ、一度バットなどに取り出す。

❺ ❹のフライパンで豚こま肉を炒め、豚肉の色が変わったらゴーヤを加えてしんなりするまで炒める。❹を戻して❷をまわし入れる。

❻ 溶いた卵を流し入れ、サッと約10秒炒め合わせる。

❼ 器に盛り、鰹節とごま油をかけ、風味をプラスする。

お守りポイント

鰹節に含まれるGABAには睡眠の質を高めたり、気持ちを落ち着かせたりする効果が。ゴーヤのビタミンCは熱で壊れにくく、吸収されたWたんぱく質(動物性と植物性)がコラーゲンとなるのをサポート。

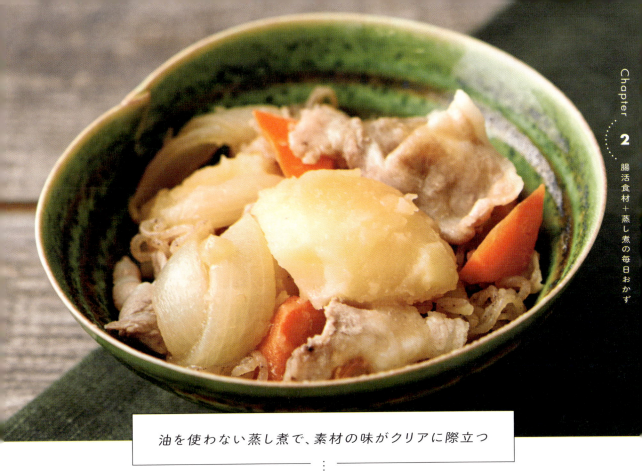

油を使わない蒸し煮で、素材の味がクリアに際立つ

ありこ流 腸活肉じゃが

材料 2人分

- 豚バラ肉（お好きな部位でも可）……200g
- じゃがいも……………………………2個
- にんじん……………………………2/3本
- 玉ねぎ…………………………………1個
- 糸こんにゃく……………………1/2パック
- 塩……………………………ふたつまみ
- 酒……………………………………大さじ1
- 水……………………………………大さじ2
- Ⓐ しょうゆ…………………………大さじ2
　 てんさい糖………………………大さじ1

作り方

❶ じゃがいもは4等分、にんじんは一口大の乱切り、玉ねぎは半分に切り、さらに4等分にする。

❷ フライパンに【玉ねぎ→にんじん→じゃがいも→糸こんにゃく→豚バラ肉】の順に重ねて塩をふり、酒と水をまわし入れる。

❸ 蓋をして弱火〜中火で約10分、食材に火が通るまで加熱する。

❹ Ⓐを混ぜ合わせてから❸に入れ、全体に煮からめる。

※じゃがいもは丸ごとレンジ600Wで5分加熱して、調味料を入れるタイミングで加えてもOK。

お守りポイント

じゃがいもはビタミンB・Cやカリウムが豊富なうえ、整腸作用のある難消化性でんぷんも含有。こんにゃくには糖の吸収を穏やかにする作用も。蒸し煮調理だから時短になり、かつ調味料は最小限に留められる一品。

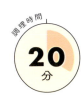

調理時間 20分

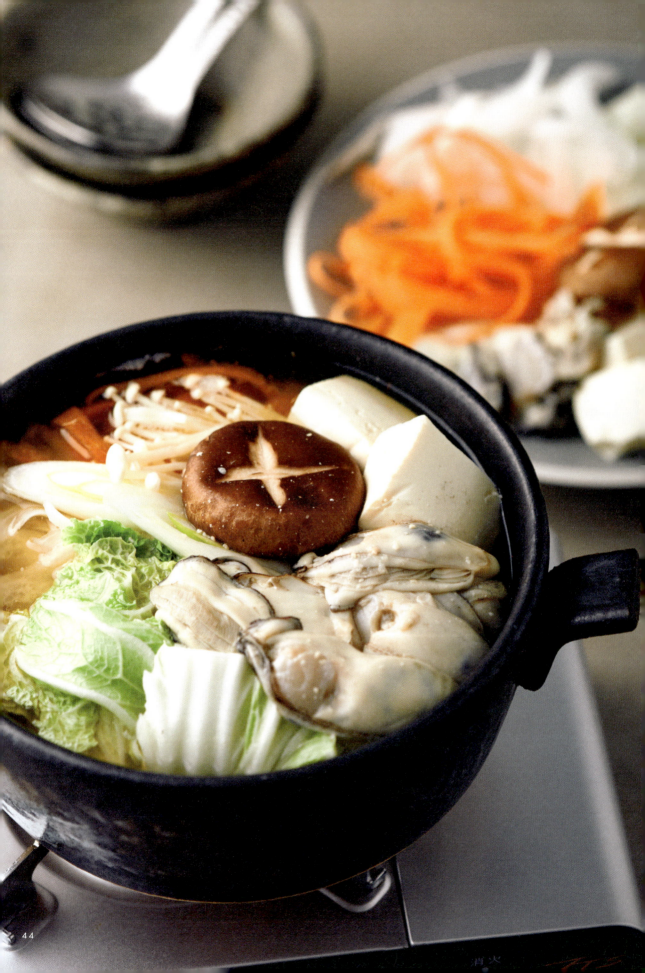

疲労軽減や貧血予防に最適！ 亜鉛の王様・牡蠣の贅沢鍋

牡蠣鍋

材料 — 2人分

牡蠣	12個
白菜	1/8個
大根	10cm
にんじん	1/2〜1本
長ねぎ	1本
えのき	1/2袋
しいたけ	2個
豆腐	150g(半丁)
出汁	1000ml
Ⓐ 味噌	大さじ4
しょうゆ	大さじ1と1/2
みりん	大さじ2
酒	大さじ2

〈鍋の〆〉
蕎麦(乾麺) ……… 120g
乾燥わかめ・三つ葉・柚子 …… 適量

作り方

❶ 大根とにんじんはピーラーで薄く切る。白菜は5cm幅に、長ねぎは1cm幅の斜め薄切りにする。えのきとしいたけは石づきを切り落とし、えのきはほぐす。豆腐は6等分にする。

❷ 牡蠣を振り洗いしておく。

❸ 出汁を強火で加熱し、沸騰したらⒶを混ぜ合わせて入れる。

❹ ❸に❶を入れて再沸騰させる。

❺ ❷の牡蠣を❹に入れ、具材に火が通るまで加熱する。

❻ 鍋の〆には、蕎麦を茹でて加え、わかめと三つ葉、柚子を添える。味が足りない場合は麺つゆなどで適宜調整する。

調理時間 **20分**

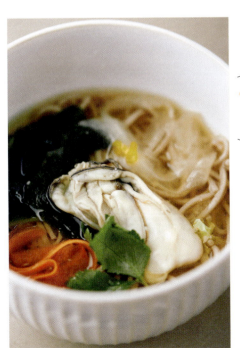

Arrange!
牡蠣の出汁も効いて旨みたっぷり蕎麦に！

お守りポイント

牡蠣は、ホルモン合成や免疫力強化に大切な亜鉛が豊富。必須アミノ酸や鉄分、銅も豊富なので女性は定期的に摂りたい食材の代表。低GIで整腸作用もある蕎麦なら、遅い夕食でもOK(二八蕎麦、十割蕎麦ならなお良し！)。根菜をピーラーで薄切りにするから調理もクイック！

Chapter 2　腸活食材+蒸し煮の毎日おかず

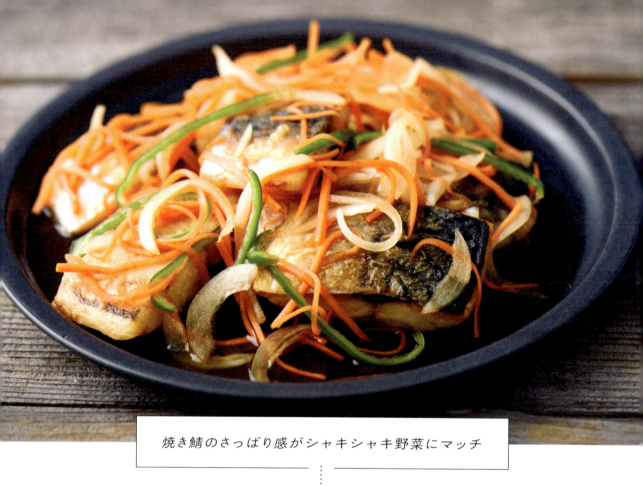

焼き鯖のさっぱり感がシャキシャキ野菜にマッチ

新玉ねぎの鯖南蛮

材料 2人分
- 鯖の切り身 ……………… 2切れ
- にんじん ………………… 1/2本
- 米粉 ……………………… 大さじ1
- ピーマン ………………… 1個
- 新玉ねぎ ………………… 1個
- 米油 ……………………… 小さじ1
- Ⓐ
  - しょうゆ ……………… 大さじ3
  - 米酢 …………………… 大さじ3
  - てんさい糖 …………… 大さじ3

作り方

❶ にんじん、ピーマンは細切りにする。新玉ねぎは半分に切ってから薄切りにする。

❷ ボウルに❶とⒶを入れて混ぜる。

❸ 鯖の水分をペーパータオルでふき取り、好みの大きさに切る。

❹ ❸に米粉をまぶす。フライパンに米油をひき、中火で約5分加熱し、両面に焼き色をつける。

❺ ❷のボウルに焼いた❹を入れて混ぜる。

※鯖の大きさによって火の入り具合が変わるので途中でチェックを。
※粗熱がとれたら冷蔵庫に入れ、3日ほど保存可能。

お守りポイント
腸の働きを整えるオメガ3脂肪酸を豊富に含む鯖。DHAやEPAには肌の炎症を抑える働きも。鯖を揚げずに焼いているため、さっぱり。にんじんの食物繊維、新玉ねぎのオリゴ糖が腸内環境を整え、花粉症予防に。

調理時間 **20分**

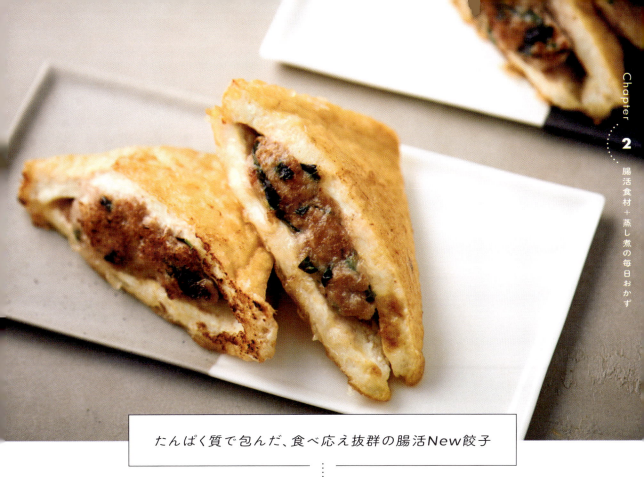

Chapter 2 腸活食材＋蒸し煮の毎日おかず

たんぱく質で包んだ、食べ応え抜群の腸活New餃子

厚揚げ餃子

材料 2人分

- 厚揚げ……………………… 2枚
- 豚ひき肉……………………… 150g
- ニラ……………………… 1/4束（約25g）
- 片栗粉……………………… 小さじ2
- 水……………………… 50mℓ
- Ⓐ
  - 片栗粉……………………… 大さじ1
  - しょうゆ……………………… 小さじ2
  - てんさい糖……………………… 小さじ1
  - ごま油……………………… 小さじ1/2
  - 塩……………………… 小さじ1/4
  - 生姜（すりおろす）…… 1/2かけ分
  - ニンニク（すりおろす）… 1/2かけ分

作り方

❶ キッチンペーパーで厚揚げの表面の油を拭き取る。斜めに2等分し、真ん中に切り込みを入れる。

❷ 厚めのビニール袋に豚ひき肉とⒶを入れる。さらに、キッチンバサミで1cm幅に切ったニラも入れ、よく揉み込む。

❸ ❷の袋の下角を小さく切り、❶の切り込みに絞り出して詰める。

❹ フライパンに片栗粉を入れ、フライパンの上で❸にまぶす。

❺ 詰めた肉の面が下になるように並べ、中火で加熱して3分焼く。水を加えて蓋をし、両面3分ずつ蒸し焼きにする。

お守りポイント　カルシウムや鉄、植物性たんぱく質が豊富な厚揚げ。動物性たんぱく質と組み合わせることでたんぱく質の吸収率がUPし、満足感も高いおかずに。オリゴ糖が豊富なニンニクと温め効果のある生姜も摂れる美腸餃子。

調理時間 25分

47

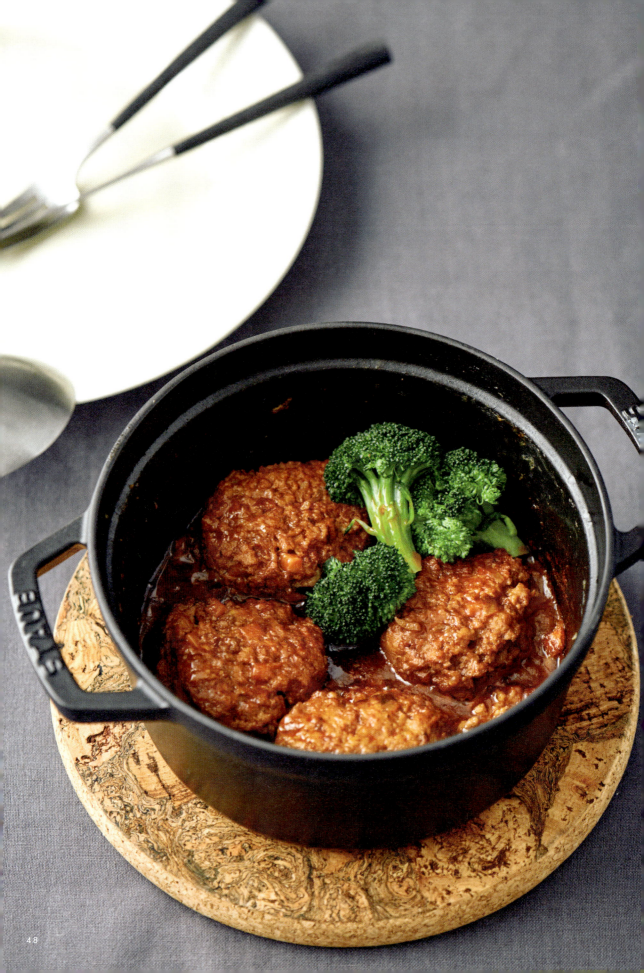

米粉入りでしっとりふわふわ！野菜の旨みが満載

万能野菜タネのハンバーグ

Chapter 2 腸活食材＋蒸し煮の毎日おかず

材料 2人分

〈万能野菜タネ分〉
にんじん………………………2/3本
玉ねぎ……………………………1個
しいたけ…………………………4個
塩……………………………ふたつまみ
水……………………………大さじ3

〈ハンバーグ分〉
牛豚合びき肉………………………250g
ブロッコリー………適量（付け合わせ用）
Ⓐ 卵………………………………1個
　 米粉……………………………大さじ2
　 ナツメグ………………………少々
　 塩・こしょう……………………適量
Ⓑ ケチャップ……………………50ml
　 中濃ソース……………………25ml
　 みりん…………………………25ml
　 赤ワイン………………………25ml
　 水……適量（ハンバーグが浸る分量）

作り方

❶ にんじん・玉ねぎ・しいたけを粗みじん切りにする。

❷ 鍋に【玉ねぎ→にんじん→しいたけ】の順に重ねてから塩をふり、水をまわし入れる。

❸ 蓋をして弱火〜中火で食材に火が通るまで加熱する。（万能野菜タネとしてP.50、P.51でも活用）

❹ 冷ました❸に牛豚合びき肉とⒶを加えてよくこねる。4等分に成形して、そのまま鍋に並べる。

❺ 鍋を中火で加熱し、片面を約3分焼く。裏返してⒷを混ぜ合わせてから入れ、ハンバーグがひたひたになるまで水を加える。水分量が半量になるまで煮込む。

※フライパンで煮込んでもOK。
※野菜タネは保存容器に入れて冷凍保存も可（7日を目安に使い切る）。

調理時間 **30分**

ボウルは使わず、混ぜるのも加熱調理もワンパンで楽ちん！

お守りポイント

野菜をしっかり食べられるヘルシーなハンバーグ。にんじんときのこの食物繊維に玉ねぎのオリゴ糖も加わり、腸活目線でばっちりのレシピ。つなぎに小麦粉やパン粉を使わず、米粉で代用してグルテンフリーにしているため、美腸が叶う洋食おかずになっています。

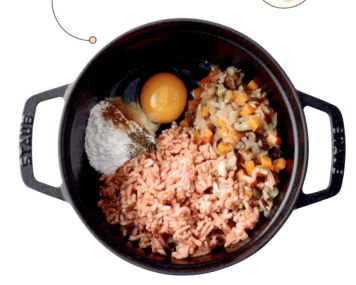

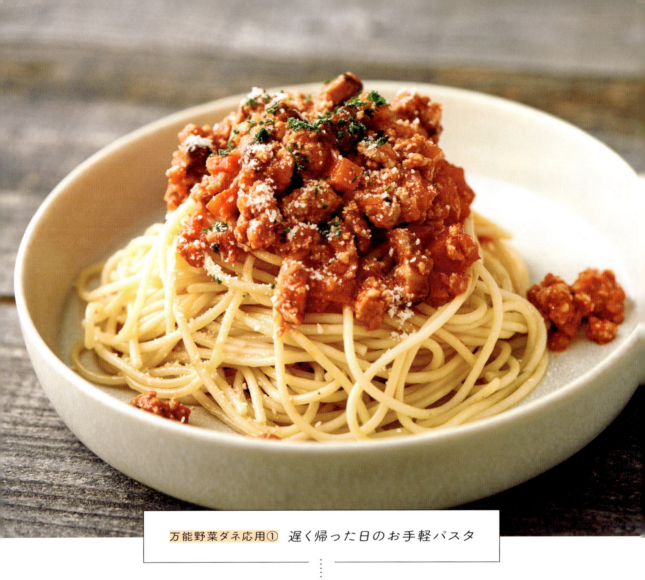

万能野菜ダネ応用① 遅く帰った日のお手軽パスタ

野菜の旨み凝縮ミートソース

材料 — 2人分

- 鶏ももひき肉 …………………… 200g
- 万能野菜タネ(P.49参照) ……… 1/2量
- パセリ …………………………… 適量
- パスタ …………………………… 200g
- Ⓐ
  - トマトジュース ………… 200㎖
  - しょうゆ ………………… 小さじ1
  - ニンニクパウダー ……… 少々
  - 塩・こしょう …………… 少々

作り方

1. フライパンに万能野菜タネと鶏ももひき肉を入れて炒める。
2. ひき肉に火が通ったらⒶを入れ、水分がなくなるまで煮詰める。
3. 1ℓの湯を沸かして塩小さじ2を加え、パスタを茹でる。茹でたパスタを器に盛り、ソースをかける。お好みで粉チーズやみじん切りにしたパセリをかけていただく。

お守りポイント
万能野菜タネを使用することで、調味料は最小限に。面倒なイメージがあるミートソースも自宅にある調味料で簡単に再現できるレシピです。作り置きして冷凍保存も可能です（7日間を目安に使い切る）。

調理時間 15分

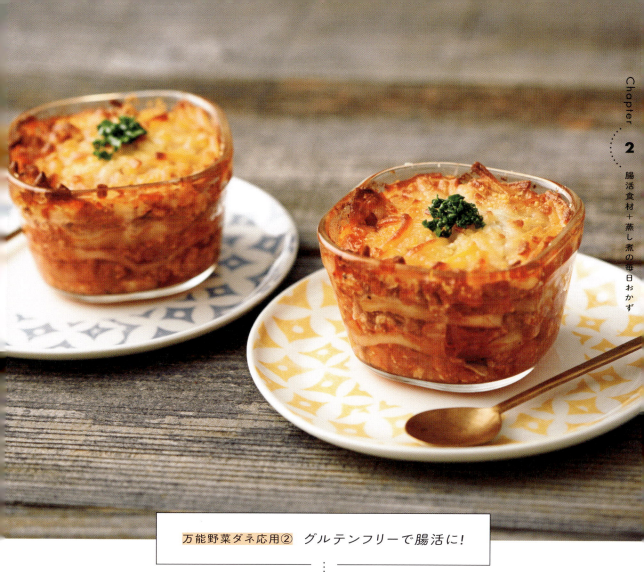

万能野菜ダネ応用② グルテンフリーで腸活に!

ポテトラザニア

材料 2人分
- 野菜の旨み凝縮ミートソース（P.50参照）……全量
- じゃがいも ……………… 1個
- シュレッドチーズ ……… 適量
- パセリ ……………………… 適量

作り方

❶ じゃがいもを1cmの厚みに切る。耐熱容器に入れてラップをかけ、レンジ600Wで3分加熱する。

❷ ミートソースの半量と❶の半量を耐熱容器に交互に重ね入れる。もう1つの容器にも同様に重ねて入れる。シュレッドチーズをのせて220度のオーブンで12分焼く。最後にお好みでパセリを飾る。

※耐熱容器の形によって火の入り具合が変わるので途中でチェックを。

お守りポイント
パスタの代わりに使ったじゃがいもに含まれるビタミンCは加熱に強く、善玉菌を増やしてくれる腸活食材。野菜とお肉たっぷりのラザニアならガツンと食べ応えがあるのにヘルシーで高い満足度に。

調理時間 **22**分

Chapter 2 腸活食材＋蒸し煮の毎日おかず

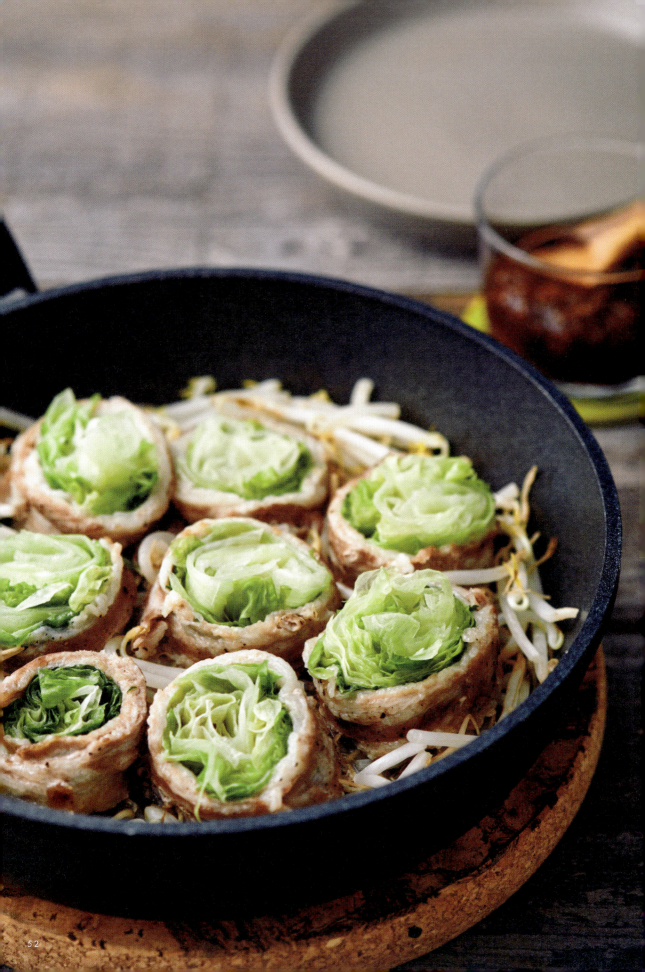

> 野菜メインでさっぱり味なのに満足度の高い1品

ワンパンレタス巻き 柚子こしょうダレ

材料 2人分

- 豚バラ肉 …………… 200g（8枚程度）
- レタス ……………… 1/2個（約200g）
- もやし ……………………… 1袋
- 水 ………………………… 50mℓ
- 大根 ………………………… 100g
- Ⓐ
  - しょうゆ ……………… 大さじ2
  - 米酢 …………………… 大さじ1
  - 柚子こしょう ………… 小さじ1
- Ⓑ
  - てんさい糖 …………… 小さじ2
  - はちみつ ……………… 小さじ1
  - 水 ……………………… 小さじ1

作り方

1. レタスを手で一口大にちぎり、俵形に丸めておく。
2. 広げた豚バラ肉に❶をのせる。豚バラ肉の幅に合うように、レタスの大きさを適宜、調節する。
3. レタスに豚バラ肉をきつめに巻き付ける。幅2〜3cmくらいに切る。
4. フライパンにもやしを全面に敷くように入れ、❸の切り口が上から見えるように並べる。
5. 水を入れて蓋をし、強火で加熱する。沸騰したら弱火〜中火にして5分加熱する。
6. 耐熱ボウルにⒷを入れ、レンジ600Wで1分加熱する。その間に大根をすりおろす。
7. ❻に水分を絞った大根おろしとⒶを加えて混ぜ合わせる。
8. ❺に❼をまわしかける。

調理時間 **20分**

パンチのきいた柚子こしょうダレで野菜が面白いほど食べられる！

もやしが蒸し器代わりになりワンパンでご馳走感ある1品に

お守りポイント

大根には糖質・脂質・たんぱく質の消化酵素が含まれており、消化を助けてくれます。加熱することでレタス半玉が食べられる食物繊維豊富なメニューなので、遅い時間の夕食には特におすすめ。お肉の旨味を吸ったもやしも格別で、腸内の悪玉菌や体脂肪を減らす作用も。

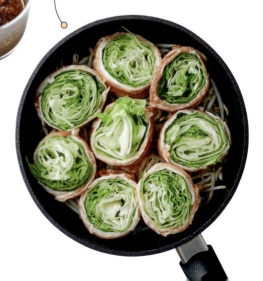

Chapter 2 腸活食材＋蒸し煮の毎日おかず

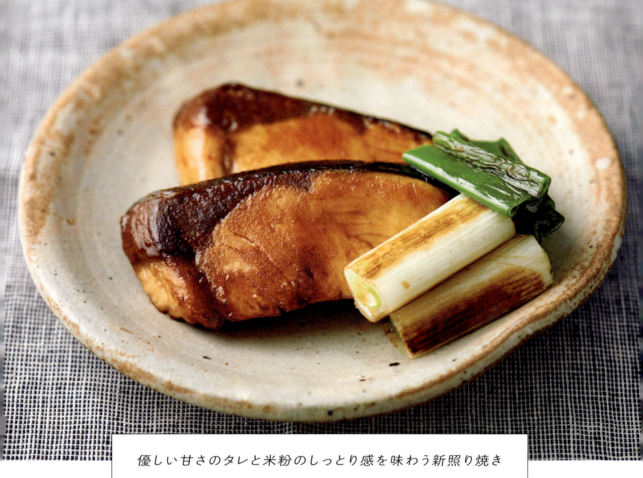

> 優しい甘さのタレと米粉のしっとり感を味わう新照り焼き

ぶりの照り焼き

調理時間 **20**分

材料 2人分

- ぶりの切り身 …………… 2切れ
- 米粉 ………………… 小さじ2
- 長ねぎ ………………… 1本
- 米油 ………………… 小さじ1
- Ⓐ しょうゆ ………… 大さじ1
- 　酒 ……………… 大さじ1
- 　みりん ………… 大さじ1
- 　てんさい糖 …… 大さじ1/2

作り方

❶ ぶりの水分をキッチンペーパーでふき取り、米粉をまぶす。長ねぎは5cmの長さに切る。

❷ フライパンに米油をひいて中火で加熱し、長ねぎを焼く。長ねぎの片面に焦げ目がついたところで❶のぶりを入れ、片面2〜3分を目安に両面焼く。この段階ではぶりに完全に火が通ってなくてOK。長ねぎは反対面も焼く。

❸ 長ねぎを取り出し、火を弱火にしてⒶを入れる。ぶりに軽くからめて焼き、一旦取り出す。

❹ タレを煮詰め、とろみがついてきたらぶりをフライパンに戻し、からめながら1分ほど焼く。

❺ ❹のぶりを器に盛り、焼いた長ねぎを添える。

お守りポイント

ぶりには、脂肪の燃焼や血行促進に大切なオメガ3脂肪酸がたっぷり。油を吸いやすい片栗粉ではなく米粉をまぶすと、カロリーは控えめでしっとり感UP。てんさい糖の優しい甘さで上品な味わいに。

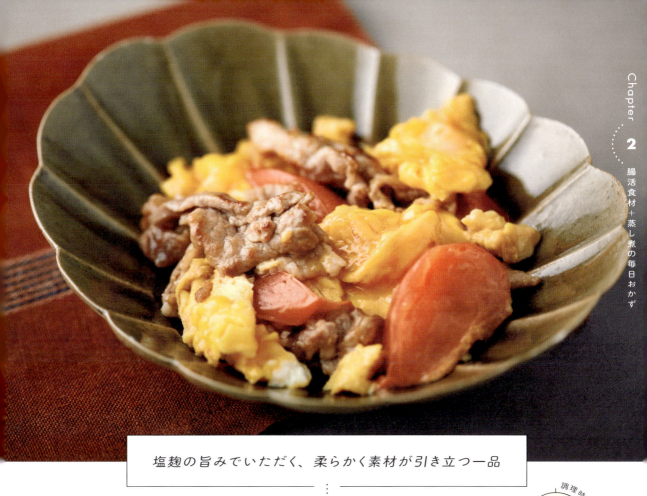

> 塩麹の旨みでいただく、柔らかく素材が引き立つ一品

豚トマ卵炒め

調理時間 **15** 分

材料 2人分

- 豚こま肉 ………………… 200g
- トマト …………………… 1〜2個
- 卵 ………………………… 3個
- 塩麹 ……………………… 小さじ2
- 米油 ……………………… 小さじ1
- Ⓐ
  - しょうゆ ……………… 大さじ1
  - 酒 ……………………… 小さじ2
  - 片栗粉 ………………… 大さじ1
- Ⓑ
  - しょうゆ ……………… 小さじ2
  - てんさい糖 …………… 小さじ2
  - 酒 ……………………… 小さじ2

作り方

❶ Ⓐをすべて混ぜ合わせ、豚こま肉にまぶして揉み込む。トマトはくし切りにする。

❷ ボウルに卵を割り入れ、塩麹を加えてよく混ぜる。

❸ フライパンに米油を入れて中火で加熱し、豚肉を炒める。

❹ 豚肉に火が通ったらトマトとⒷを入れ、さっと炒める。

❺ 豚肉をフライパンの片側に寄せて空けたスペースに卵をまわし入れ、軽く炒め合わせて好みの固さに仕上げる。最後に全体を軽く混ぜ合わせる。

お守りポイント

高たんぱくな完全栄養食ともいわれる卵と、抗酸化作用の高いビタミン・ミネラルを含むトマトという最強の組み合わせ。豚肉に多く含まれるビタミンB₁は疲労回復作用があるので夏には特におすすめ。

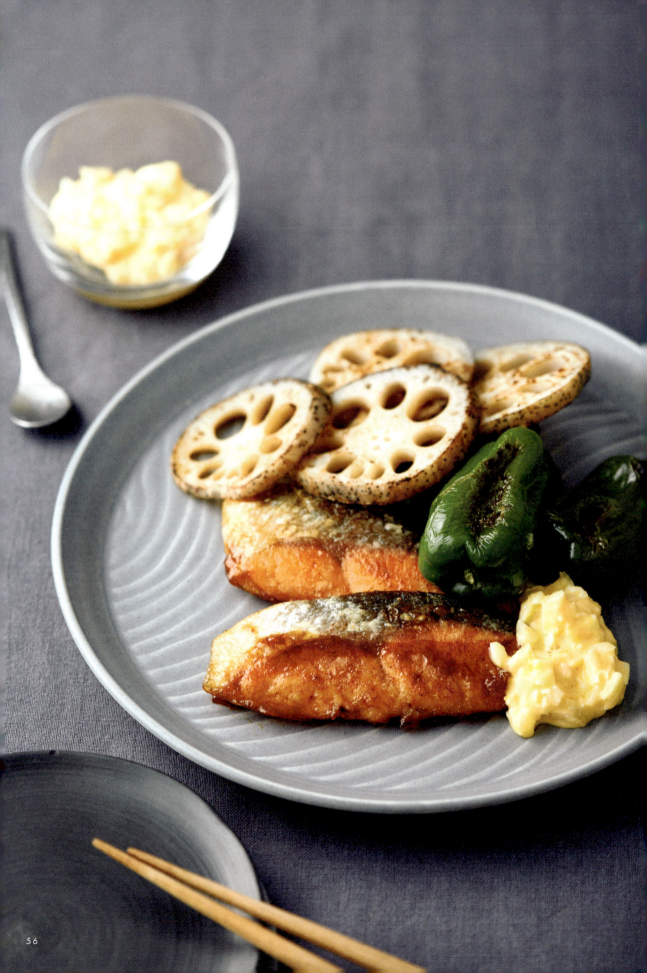

食物繊維たっぷりのタルタルを添えた、腸が喜ぶ魚料理

鮭南蛮らっきょうの
タルタルソース

材料 — 2人分

鮭の切り身(大きめ) ……………… 2切れ
片栗粉 ……………………………… 大さじ1
塩・こしょう ……………………… 少々
れんこん …………………………… 100g
ピーマン …………………………… 5個
オリーブオイル …………………… 小さじ1
（※付け合わせの野菜は好みのものでOK）
A｜しょうゆ ……………………… 大さじ1
　｜てんさい糖 …………………… 大さじ1
　｜酢 ……………………………… 大さじ1
　｜水 ……………………………… 大さじ1

〈らっきょうのタルタルソース〉
卵 …………………………………… 2個
らっきょう ………………………… 6粒
マヨネーズ ………………………… 大さじ2〜3
塩・こしょう ……………………… 少々

作り方

❶ 鮭に塩・こしょうをふる。フライパンの中に片栗粉を入れ、鮭にまぶす。

❷ れんこんとピーマン（付け合わせの野菜）を食べやすい大きさに切る。

❸ フライパンにオリーブオイルを入れ、食材をすべて入れて中火で焼く。鮭は焼き色がついたら、途中で1度ひっくり返す。

❹ いったん火を止め、付け合わせの野菜を皿に盛る。

❺ ❹にⒶを混ぜ合わせてから入れて中火で加熱し、鮭によくからめたら、器に盛る。

❻ 耐熱容器に卵を割り入れ、つまようじなどで黄身の部分に穴を1つ開けておく。ラップをかけてレンジ600Wで1分加熱する（固まってなければ、10秒ずつ加熱し様子を見る）。

❼ らっきょうはすべてみじん切りにする。

❽ ❻に❼とマヨネーズ、塩、こしょうを入れてよく混ぜ合わせ、❺の鮭に添える。

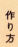

お守りポイント

鮭に含まれるアスタキサンチンという赤い色素は、抗酸化物質の中でも群を抜いてパワフル。免疫力アップに欠かせないビタミンDも豊富なスーパーフード。らっきょうは、腸の善玉菌の好物である水溶性の食物繊維が豊富な発酵食品。揚げずに焼くことで、油も控えめに。

らっきょうを加えて
食物繊維豊富な
腸活タルタルに

調理時間
20分

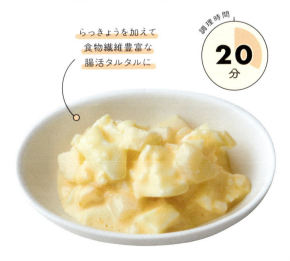

Chapter **2** 腸活食材＋蒸し煮の毎日おかず

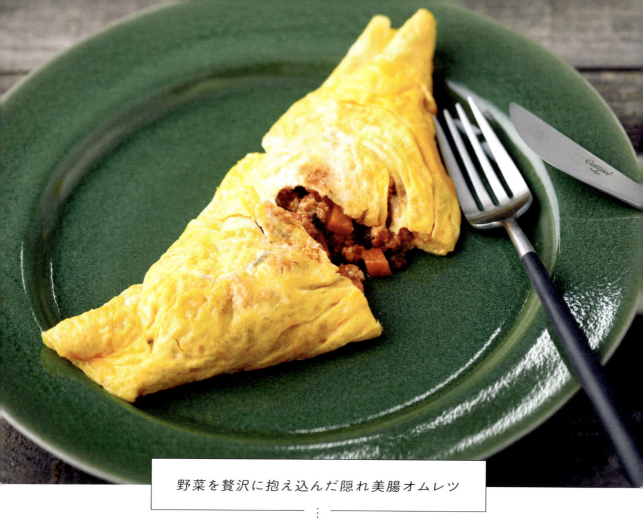

野菜を贅沢に抱え込んだ隠れ美腸オムレツ

塩麹のフワフワオムレツ

材料 1人分

野菜の旨み凝縮ミートソース
　　（P.50参照）……………1/4量
オリーブオイル…………小さじ1
Ⓐ｜卵………………………… 2個
　｜牛乳……………………大さじ1
　｜塩麹……………………小さじ1

作り方

❶ ボウルにⒶを入れ、よく混ぜ合わせる。

❷ フライパンにオリーブオイルをひいて中火で加熱する。フライパンが熱くなったら❶を流し入れる。

❸ 卵が半熟状態のタイミングで、左半分にミートソースをのせる。右半分の卵を寄せながらミートソースをくるんで形を整える。

調理時間 5分

お守りポイント

忙しい朝やクタクタに疲れた夜にサッと作れるご馳走オムレツ。ミートソースに味がしっかりついているので卵の味はごく淡く。塩麹と牛乳が加わることで栄養価がアップ。塩麹の作用で卵がフワフワな仕上がりに！

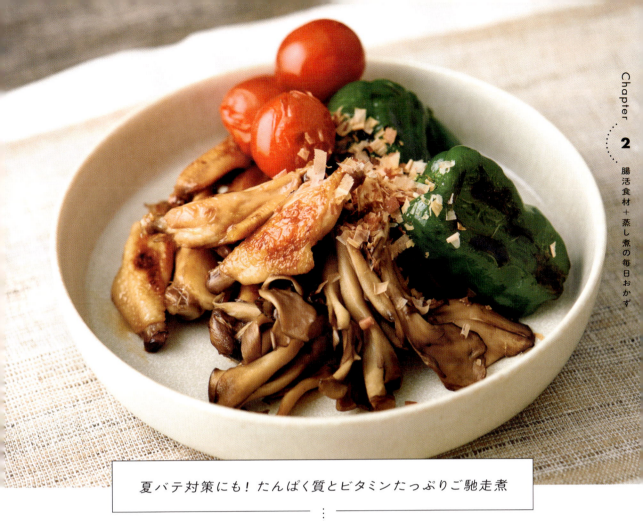

Chapter 2 腸活食材＋蒸し煮の毎日おかず

夏バテ対策にも！たんぱく質とビタミンたっぷりご馳走煮

鶏手羽の夏野菜煮

材料 2人分

鶏手羽中	300g
ピーマン	6個
ミニトマト	6個
まいたけ	1/2袋
かつお節	適量
Ⓐ しょうゆ	大さじ2
酒	大さじ2
みりん	大さじ2
てんさい糖	大さじ1/2
水	100mℓ

作り方

❶ ピーマンを手でつぶし、まいたけをほぐす。

❷ フライパンに鶏手羽中を入れて素焼きにし、焼き色を付ける。ピーマンとまいたけを❶に加え焼き色を付ける。

❸ ❷に混ぜ合わせたⒶを入れて中火で加熱し、7〜8分煮る。ミニトマトをプラスし、さらに2分煮る。

❹ 皿に盛り、かつお節をかける。

お守りポイント
GABAが豊富なトマトとかつお節は、自律神経が乱れがちな夏に摂りたい食材の代表格。ピーマンに多く含まれるビタミンCは紫外線による肌ダメージを軽減してくれるので、暑い季節の回復メニューに。

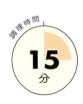

調理時間 15分

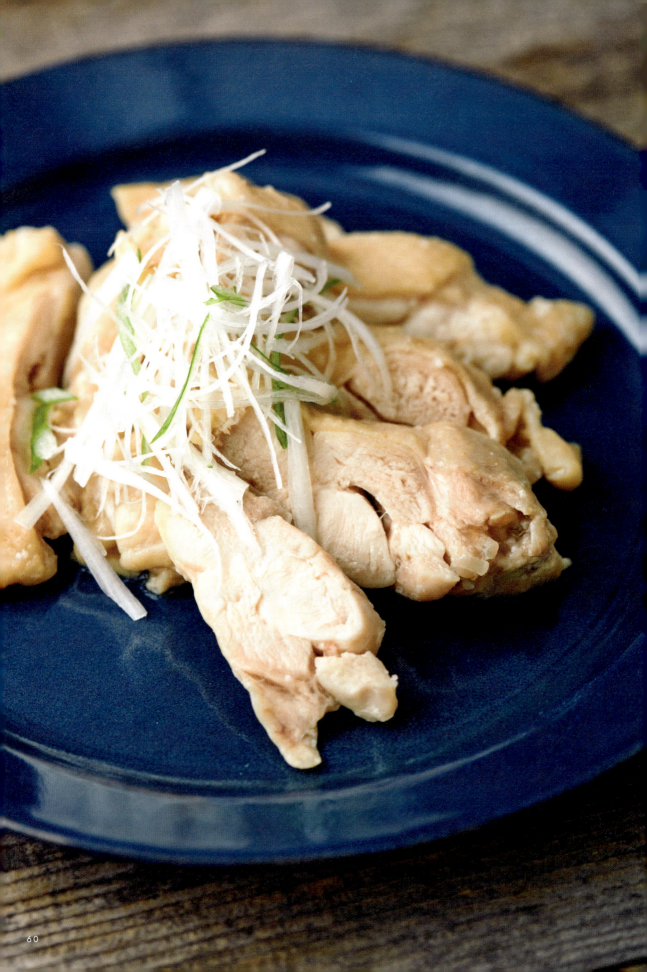

> レンチンでもふんわり柔らかくて、即美味しい！

腸活ヘルシー蒸し鶏

調理時間 **20分**

Chapter 2 腸活食材＋蒸し煮の毎日おかず

材料 2人分
- 鶏もも肉 ……………… 約1枚(350g)
- 長ねぎ ………………………… 1本分
- 生姜 …………………………… 2かけ
- Ⓐ 塩麹 ………………… 大さじ1と1/2
- 　 酒 ……………………… 大さじ1

作り方
1. 鶏もも肉のいちばん厚い部分に切れ目を入れ、全体の厚みを均一にして火を通りやすくする。
2. 厚めのビニール袋に❶とⒶを入れてよく揉みこむ。約10分置いてなじませる。
3. 耐熱容器に千切りにした長ねぎと生姜を入れ、その上に❷を乗せる。
4. ふんわりラップをかけ、レンジ600Wで5分加熱する。そのまま5分放置して予熱で中まで火を通す。
5. 食べやすい大きさに切ってお皿に盛り付ける。

※蒸し汁は冷凍保存して炊飯やスープに使ってもOK。
※蒸し鶏は冷凍保存可。

お守りポイント
鶏肉のたんぱく質を塩麹が分解するので、消化しやすく遅い時間に食べても負担になりにくい一品。レンジ調理でも硬くならず、しっとりした仕上がりに。血流UP効果のある生姜は冷えがちな人にぴったり。

Arrange! 蒸し鶏でカオマンガイも手軽に楽しめる！

腸活チキンライス

材料 2人分
- カオマンガイの蒸し鶏の蒸し汁 ……………………… 全量
- 米 …………………………… 2合
- 糸寒天 ……………………… 2g

※蒸し汁を使用することで、旨みたっぷりのチキンライスに仕上がる。
※糸寒天を入れると水溶性食物繊維を摂れる。

作り方
1. 米を洗って研ぎ、糸寒天を入れる。鶏の蒸し汁と水を合わせて水分量が400〜450ccになるように入れて炊飯器などで炊く。

5分 ※炊飯時間を除く

カオマンガイのタレ

材料 2人分
- ねぎ(白い部分) ………… 10cm
- ニンニク ………………… 1/2かけ
- 生姜 ……………………… 1/2かけ
- Ⓐ しょうゆ …………… 大さじ1
- 　 米酢 ………………… 大さじ1
- 　 オイスターソース … 小さじ1
- 　 てんさい糖 ………… 小さじ1
- 　 味噌 ………………… 小さじ1
- 　 ごま油 ……………… 小さじ1/2

作り方
1. 食材をすべてみじん切りにする。
2. 保存容器に❶とⒶを入れて混ぜ合わせる。

5分

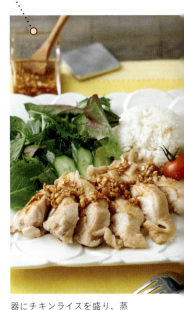

器にチキンライスを盛り、蒸し鶏を添え、タレをかける。

\\ お守りレシピがあったから、体調不良のどん底から痩せて美肌に //

ありこ's 黒歴史年表、大公開！

かつては便秘に肌荒れ、貧血など体調不良のオンパレードで、
今より10kgも太っていました。
そんな私が腸活レシピで健康とキレイを取り戻した日々を振り返ります。

社会人1年目
接客業時代

出張が多く、時間が不規則で食べる＆飲むことでストレス発散

もともとお酒＆お菓子が大好き。この時期はかなり多忙で、食事はコンビニか外食ばかり。10代から便秘がちだったこともあり、便秘薬を飲むのが当たり前の生活。痩せられない、からだが重い、だるいという不調のオンパレードに。食事とお酒が唯一のストレス解消で、生活時間も不規則な暗黒時代。

社会人2年目
管理栄養士として異動

ストレス過多で酒量が激増…

異動で出張こそなくなったけれど生活時間は不規則なまま。朝6時に出勤したり夜勤があったり。昼は職場で早食い、仕事が終わるとストレス発散に飲みに行く日々。栄養の知識はあるけれど何ひとつ自分のためにはなっておらず、むくんだ顔と出てきたお腹を眺めてはため息。

26歳頃
夫のUターンで移住

住む場所、職場が変わり、さらにコロナ到来でトリプルパンチ

運動は苦手、自炊もせず外食でストレス発散をしていたところに、夫（当時は彼）のUターン移住という大イベントが発生。それに伴って環境も仕事も変わり、ストレスフルに。コロナ禍に突入したことも相まって体重はさらに増加し人生ピークに。自己肯定感もダダ下がりの状態でした。

この頃食べていたものといえば……

唐揚げ棒やピザ、ラーメン、そしてビールがこの頃の夜ごはんの定番。空腹が満たされればいいと思っていたため、何の考えもなく、食べていました。

ハイカロリーな食べ物にお酒と、欲望のままに食べていた頃

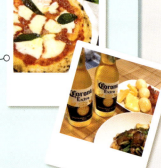

結果……とうとう体重が10kg増！！

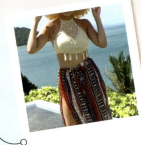

20代前半で不調祭りに

・便秘歴15年
・体重MAX
・メンタル不安定

若さゆえに不調があっても乗り切れてはいたけれど、頑固な便秘や増え続ける体重、揺らぐメンタルが当たり前になっていました。

> 腸活に出合う！

甘酒や塩麹などを使って料理を始める

もともとは嫌いだった甘酒を、たまたま出かけた先でいただいたときに「美味しい！」と気づいたのが麹に興味をもつようになったきっかけ。そこから塩麹を作る教室に行ってみたり、発酵カフェに出かけたりするうちにすっかり発酵の虜に。

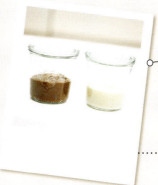

塩麹・しょうゆ麹は今では欠かせない調味料に！

転機！ ── 体調回復期 ── 27歳 体調絶好調期 ── 現在 腸活レシピ考案

一生治らないと思っていた便秘が嘘のように改善！

体調が悪い自分に馴れすぎていたせいか、腸活を始めて、それまでの不調に気づくように。中でも効果てきめんだったのが、10代から悩まされてきた便秘。頑固な便秘が2か月ほどで薬を手放せるほどに改善してびっくり！

1年後に-10kg達成！メンタルが復調し、毎日が楽しく！

腸活を始めたことで便秘が解消し、しっかり食べているのにするすると痩せて気づけば-10kgに。悩まされていたむくみや頭痛も気づけば解消。中でも一番大きかった変化はメンタルで、「世界ってこんなに明るかったっけ？」と思うほどに心がスッキリ！

健康の軸となった腸活の知識がお守りに！

正しい腸活を実践するときに欠かせないのが、食材の選び方や調理の仕方、それに疲れた日でも料理できる"上手な手の抜き方"を盛り込んだオリジナルレシピです。腸活は心身ともにブレにくくなり、自分や家族の健康を守ってくれるとの想いで発信しています。

腸活で行ったこと

- 発酵食品、食物繊維を摂る
- 油の使い方を変える
- 野菜の重ね煮（腸活調理法）を始める
- 朝食を食べる

二の腕の太さがこんなに違った！

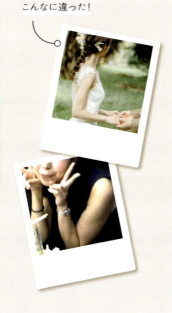

黒歴史を経て腸活をベースにしたありこ's レシピが完成！！

腸活食材＋蒸し調理をすることで、油少なめ、野菜たっぷり、たんぱく質もしっかり摂れるワンパンレシピが出来上がりました。しかも、手間がかからず、洗い物も少ない時短レシピに！

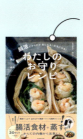

胃腸にやさしく、体調が整ううえ、しっかり味付けで満足感のある時短レシピ

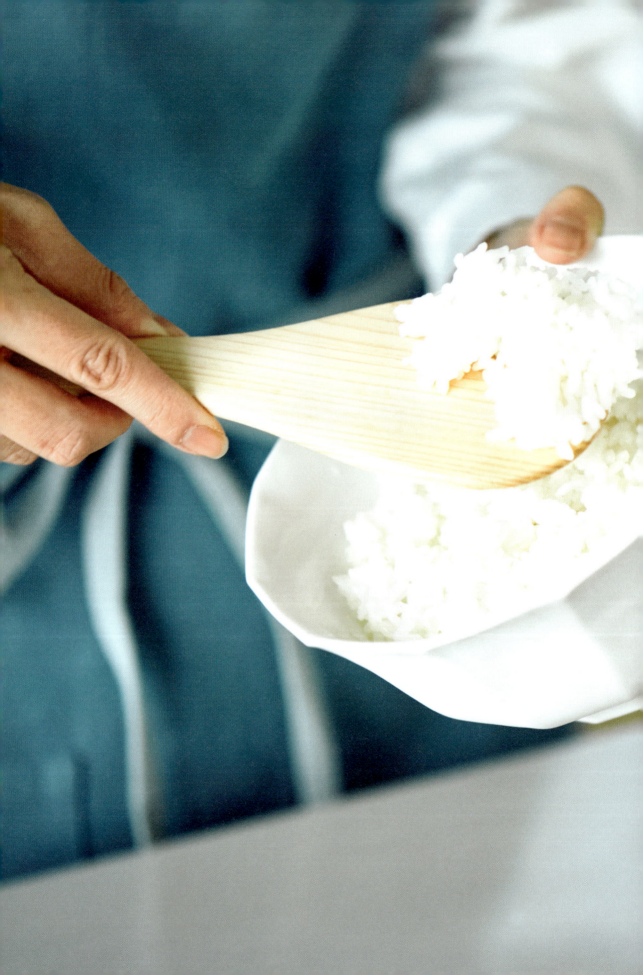

Chapter

3

腸に
やさしいご飯
＆麺のレシピ

⋯⋯⋯

炭水化物を摂る＝太ると思っている女性も多いのではないでしょうか？　でも、炭水化物はガソリン的な役割を果たすので、適量はぜひ食べてくださいね。腸活的には、ご飯を五穀米にする、小麦粉を米粉にするなど、種類を変えると腸への負担が減っておすすめです。

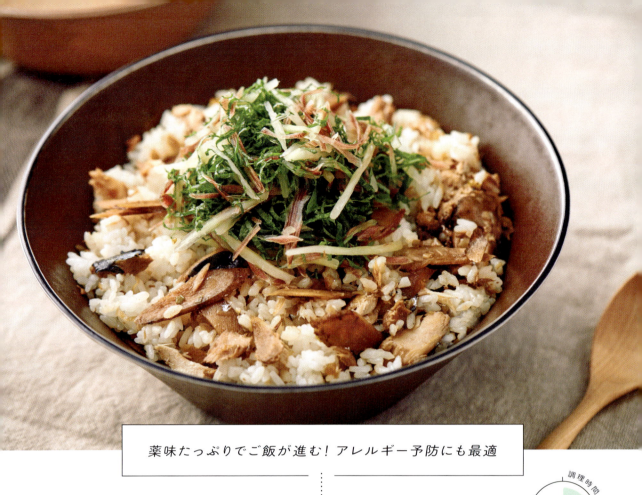

薬味たっぷりでご飯が進む！アレルギー予防にも最適

焼き鯖薬味ご飯

調理時間 **20**分

材料 2人分

鯖の切り身	2切れ
長ねぎ	1/2本〜1本
ごぼう	1/3本 (60g)
酒	大さじ2
水	大さじ1
塩	ふたつまみ
生姜	1かけ
大葉	6枚程度
ミョウガ	2個
腸活ご飯 (P.6参照)	茶碗2杯分
Ⓐ しょうゆ	大さじ2
てんさい糖	大さじ1

作り方

1. 長ねぎはみじん切り、ごぼうは0.5mmくらいの斜め薄切りにする。
2. 生姜・大葉・ミョウガを細切りにする。
3. フライパンに❶と鯖を入れ、塩と酒、水をまわし入れて弱火〜中火で5分加熱する。
4. 鯖をほぐし、Ⓐと生姜をフライパンに入れて混ぜ合わせながら中火にかけて水分を飛ばす。
5. ご飯に❹を混ぜて器に盛り、ミョウガと大葉をのせる。

お守りポイント

鯖に含まれるDHAやEPAは、腸に直接届いて腸内環境を整えてくれる良質な脂質。コレステロール値を下げ、体内の炎症を抑える働きもあるので、花粉症などアレルギーが出やすい人にもおすすめ。

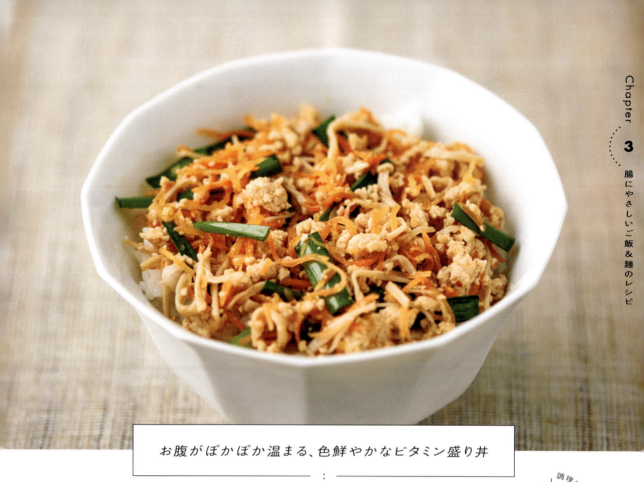

Chapter 3 腸にやさしいご飯＆麺のレシピ

お腹がぽかぽか温まる、色鮮やかなビタミン盛り丼

腸活そぼろ丼

調理時間 **15**分

材料 2人分

鶏ももひき肉	150〜200g
にんじん	1/2本
えのき	1/2袋
ニラ	1/2束
生姜・ニンニク	各1かけ
酒	大さじ1
水	大さじ2
塩	ふたつまみ
腸活ご飯(P.6参照)	茶碗2杯分
Ⓐ しょうゆ	大さじ1と1/2
みりん	大さじ1
てんさい糖	小さじ2
豆板醤	小さじ1

作り方

❶ 生姜とニンニクをみじん切りにする。にんじんは5cmの長さの細切り、えのきは3等分、ニラは5cm幅にそれぞれ切る。

❷ フライパンに【生姜→ニンニク→えのき→にんじん→鶏ももひき肉】の順に入れ、塩と酒、水をまわしかける。蓋をして中火〜弱火で約5分加熱する。

❸ 鶏ももひき肉の色が変わってきたらⒶを混ぜ合わせてから加え、水分を飛ばす。

❹ 最後にニラを加えてサッと炒める。

❺ 器に盛ったご飯の上に❹の半量をのせて完成。同様にもう1つも盛り付ける。

お守りポイント
にんじんの水溶性、えのきの不溶性と、Wの食物繊維がバランスよくとれる腸活丼。生姜をしっかり加熱することで生姜の成分が身体を温めるショウガオールに変化するため、内側から温まり腸の働きがUP。

67

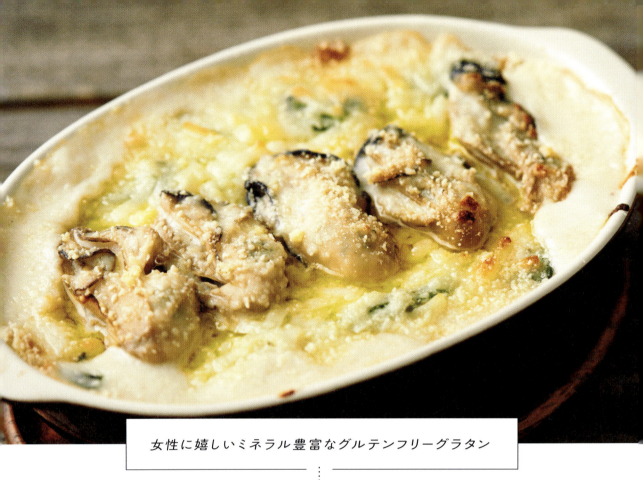

女性に嬉しいミネラル豊富なグルテンフリーグラタン

牡蠣の米粉グラタン

材料 ―2人分

- 牡蠣……………………5〜6個
- 塩麹……………………小さじ2
- 玉ねぎ…………………1/2個
- ほうれん草……………2束
- ナチュラルチーズ……適量
- 白ワイン………………大さじ2
- 塩・こしょう…………少々
- Ⓐ 牛乳……………………300㎖
  　米粉……………大さじ1と1/2

作り方

1. 牡蠣をボウルに入れて塩麹をまぶし、10分置く。
2. 玉ねぎは薄切りに、ほうれん草は5㎝の長さに切る。
3. フライパンに【玉ねぎ→牡蠣】の順に重ね、白ワインをまわしかける。蓋をして、弱火〜中火で約5分加熱する。
4. 玉ねぎが透明になってきたら、ほうれん草を加え軽く炒める。Ⓐを加え混ぜながら全体に中火で3分くらい火を通し、とろみがついたら最後に塩・こしょうで味を整える。
5. 耐熱皿に❹を入れ、チーズをかけて1000Wのトースターで8分程度焼く。

※トースターによって火の入り方が異なるので、様子をみながら調整する。

お守りポイント

小麦に含まれるグルテンは腸にへばりついて栄養の吸収を阻害してしまうため、小麦粉の代わりに米粉を使って腸に優しく。牡蠣は疲労回復効果のあるタウリンとホルモンの材料である亜鉛がたっぷり！

調理時間 **20**分

68

魚介の旨みをたっぷり摂れて、善玉菌が喜ぶご馳走

和風海鮮パエリア

調理時間 **30**分

材料 ― 3〜4人分

- 米 ……………… 1.5合
- 海老(中) ……… 6尾
- あさり(砂抜き済) … 200g
- 玉ねぎ ………… 1/2個
- ニンニク ……… 1かけ
- れんこん ……… 100g
- ミニトマト …… 5個
- しいたけ ……… 3個
- レモン ………… 1個
- 三つ葉 ………… 適量
- こしょう ……… 少々
- 水 ……………… 大さじ3
- 塩 ……………… ふたつまみ
- オリーブオイル ‥ 大さじ1/2
- Ⓐ 熱湯 ………… 500㎖
  しょうゆ …… 大さじ1
  塩 …………… 小さじ1/2

作り方

1. 玉ねぎとニンニクはみじん切りに、しいたけは薄切りにしてフライパンに入れる。塩と水をまわし入れ、蓋をして弱火〜中火で5分加熱する。
2. れんこんは1cm幅の半月切りに、ミニトマトは半分に切る。海老は背わたを取る。
3. ❶に米を入れ、オリーブオイルをまわしかけて炒める。
4. ❸にⒶを入れてこしょうをふり、全体をさっくり混ぜて米を平らにならす。❷と海老、あさりを上に並べ、蓋をして弱火で15分加熱する。
5. レモンをくし形切りにして、三つ葉と一緒に❹に添える。

お守りポイント
カルシウムやカリウム、亜鉛、鉄などのミネラルが豊富なあさり。美肌効果や貧血予防効果があるほか、亜鉛には腸内の細菌バランスを整える働きも。れんこんのタンニンも、善玉菌を増やす味方に。

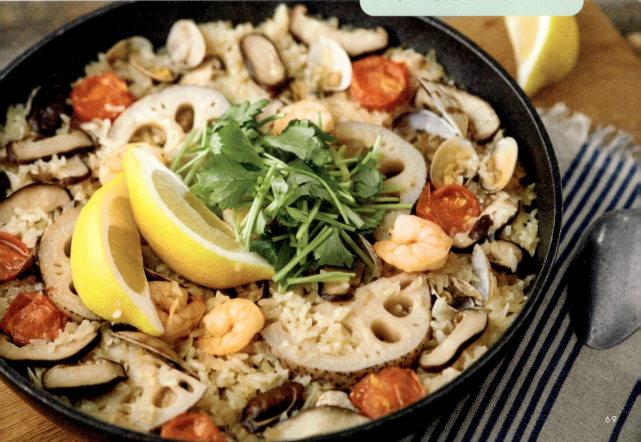

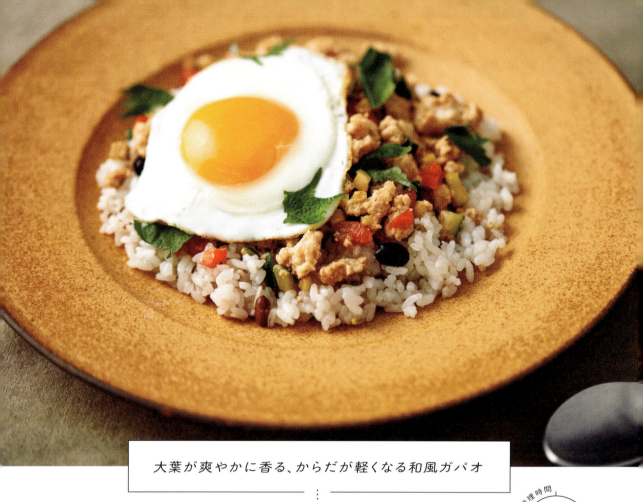

大葉が爽やかに香る、からだが軽くなる和風ガパオ

和風ガパオライス

調理時間 **20**分

材料 2人分

鶏ももひき肉	200g
ズッキーニ	1本
パプリカ	1/2個
ニンニク	1/2かけ
大葉	7枚
卵	2個
酒	大さじ1
水	大さじ2
塩	ふたつまみ
腸活ご飯(P.6参照)	茶碗2杯分
Ⓐ しょうゆ	大さじ1
てんさい糖	大さじ1
オイスターソース	大さじ1/2

作り方

❶ ズッキーニとパプリカは1cm程度の角切り、ニンニクはみじん切りにする。

❷ フライパンに【ニンニク→ズッキーニ→鶏ももひき肉】の順に入れ、塩と酒、水をまわしかける。蓋をして弱火～中火で5分程度加熱する。

❸ ひき肉が白っぽくなったらⒶを入れ、水分を飛ばす。

❹ パプリカを入れて軽く炒め、火を止めてから大葉もちぎって入れる。

❺ フライパンに卵を割って入れ、目玉焼きを作る。

❻ 器にご飯を盛り、❹の半量をかけ、❺の目玉焼きをのせて完成。同様にもう1つも盛り付ける。

※大葉は切るのではなくちぎるとより豊かな香りに。

お守りポイント

ビタミンC・ビタミンEを多く含むパプリカは美肌効果抜群。選べるなら含有量が高い赤を選ぶとアンチエイジングに。カリウム豊富でむくみの排出を促し、消化を促すズッキーニも摂れて快腸に。

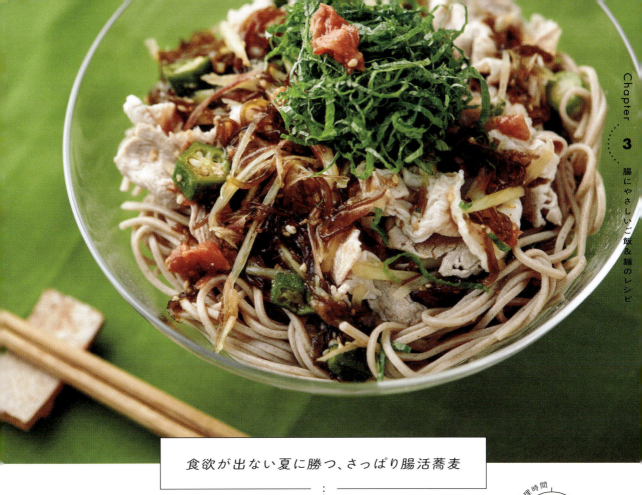

食欲が出ない夏に勝つ、さっぱり腸活蕎麦

梅もずく蕎麦

調理時間 **25**分

材料 2人分

蕎麦（乾麺）	180g
しゃぶしゃぶ用豚肉	150g
オクラ	4〜5本
ミョウガ	2本
大葉	5枚程度
Ⓐ もずく酢	2パック
梅干し（塩分濃度8％）	2個
麺つゆ（3倍濃縮）	大さじ3
水	50mℓ
すりごま	大さじ1

作り方

❶ オクラは板ずりをしてラップで包み、レンジ600Wで40秒加熱する。粗熱がとれたら2〜3mm幅の輪切りにする。ミョウガと大葉は細切りにし、梅干しは種を取り除いて叩いておく。

❷ 鍋に湯を沸かし、しゃぶしゃぶ用豚肉をさっとくぐらせて火を通し、バットなどにとって冷ます。灰汁をとってから、同じ湯で蕎麦を茹でる。

❸ ボウルにⒶと❶を入れて混ぜる。

❹ 器に蕎麦と豚肉を半量盛り、❸の半量をかける。大葉を上にのせて完成。同様にもう1つも盛り付ける。

※麺つゆはつけ汁にしてもOK。
※蕎麦はあれば十割蕎麦だと腸活度UP。

お守りポイント　蕎麦は、レジスタントプロテイン（タンパク質なのに食物繊維と同等の整腸作用をもつ）を含む珍しい食材。水溶性の食物繊維とペクチンたっぷりのオクラやもずくと合わせれば最強の美腸メニューに。

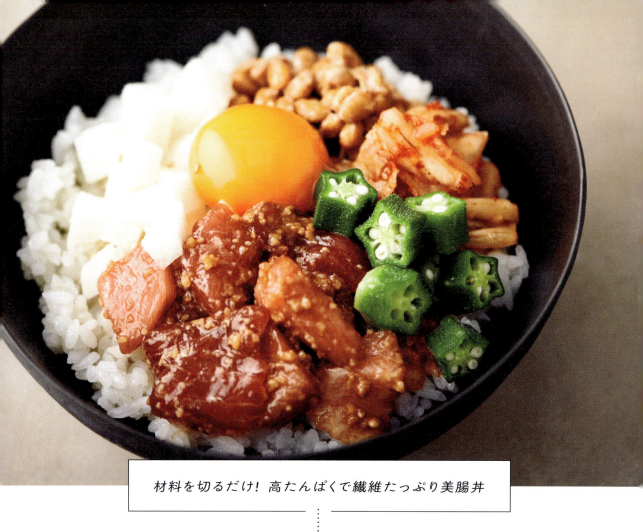

> 材料を切るだけ！ 高たんぱくで繊維たっぷり美腸丼

しょうゆ麹のばくだん丼

材料 2人分

- マグロ（刺身用）……………… 150g
- 長芋 ………………………………… 100g
- オクラ ……………………… 4本（40g）
- 納豆 ………………………………… 1パック
- キムチ …………………………… 20g
- 卵黄 ……………………………… 2個分
- 煎りごま ………………………… 適量
- 腸活ご飯（P.6参照）……… 茶碗2杯分
- Ⓐ しょうゆ麹 ……………… 大さじ2
  　ごま油 ………………………… 小さじ1

作り方

❶ 一口大に切ったマグロをボウルなどに入れ、Ⓐをまぶして10分置く。

❷ 長芋は1cm程度のサイコロ状に切る。オクラは板ずりをし、ラップで包んでレンジ600Wで40秒加熱する。粗熱がとれたら5mm幅の小口切りにする。

❸ ご飯を器に盛り、❶と❷、納豆、キムチの半量、卵黄をのせる。最後にごまをふる。もう1つも同様に盛り付ける。

お守りポイント

オクラも長芋も、水溶性の食物繊維が豊富なネバネバ食材で腸を整える作用が。納豆や麹も加熱せずそのままいただくから発酵の力をまるっと取り込める。卵黄も加えてたんぱく質・ビタミン量UP！

調理時間 **15分**

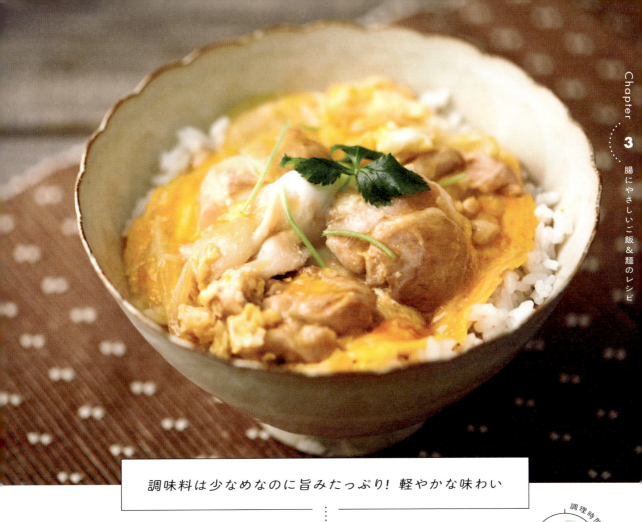

調味料は少なめなのに旨みたっぷり！ 軽やかな味わい

腸活親子丼

調理時間 **25**分

材料 2人分

- 鶏もも肉……………………200〜250g
- 玉ねぎ………………………1/2個
- 塩麹…………………………小さじ2
- 酒……………………………大さじ1
- 卵……………………………3個
- Ⓐ しょうゆ…………………小さじ3
  みりん……………………小さじ4
- 腸活ご飯（P.6参照）………茶碗2杯分

作り方

1. 鶏もも肉を小さめの一口大に切り、ボウルに入れて塩麹をまぶして10分置く。
2. 玉ねぎは薄切りにする。
3. フライパンに❷を入れて❶をのせる。酒をまわし入れて蓋をし、弱火〜中火で5分程度、加熱する。
4. 鶏肉が白く色が変わってきたらⒶを入れ、弱火〜中火で2〜3分煮る。
5. 具材に火が通ったら、溶いた卵をまわし入れる。3分加熱したら蓋を外し、さらに1分火を入れて余計な水分を飛ばす。
6. 器2つにご飯を盛り、❺を半量ずつのせる。

※あれば三つ葉などを散らすと目にも美味。

お守りポイント

塩麹をまぶすひと手間で肉がしっとり柔らかくなり、腸内細菌も喜ぶレシピに。砂糖を使わず、しょうゆやみりん本来の旨みで味を引き立てます。何度も配合を変えて研究してやっとたどり着いた黄金比です。

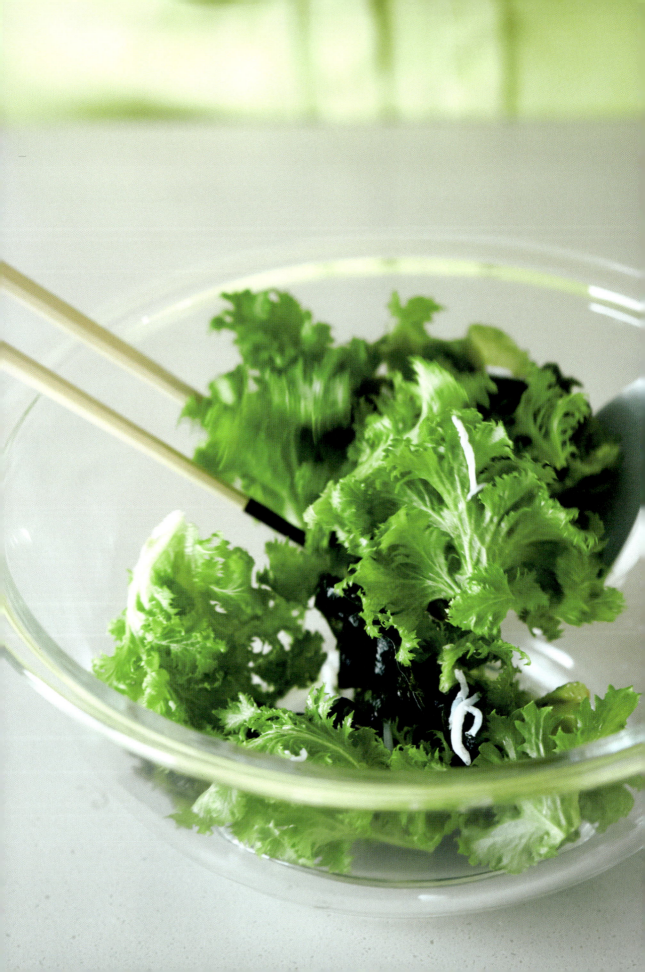

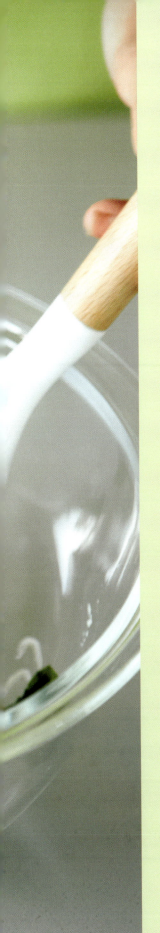

Chapter

4

もう1品
欲しいときの
副菜＆スープ

蒸す、煮る、和えるなど、おかずよりもさらに作り方が簡単な副菜。野菜やたんぱく質が足りないなど、少しプラスしたいときに重宝します。作り置きレシピではないけれど、冷蔵庫で数日間もつ副菜もあるので、余裕のあるときに作っておくのもおすすめです。

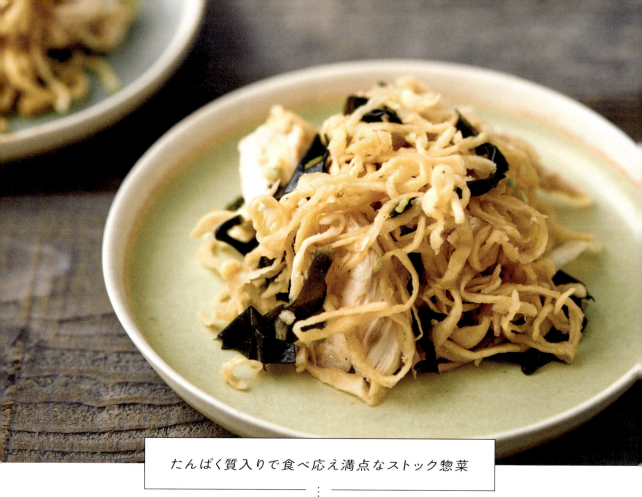

たんぱく質入りで食べ応え満点なストック惣菜

切干大根とささみの柚子こしょう和え

材料 2人分
- 切干大根……………………30g
- ささみ………………………120g
- 塩・こしょう………………少々
- 酒……………………………大さじ2
- わかめ（水戻し後）………40g
- Ⓐ
  - ポン酢……………………大さじ2
  - 柚子こしょう……………小さじ1
  - ごま油……………………小さじ1

作り方

❶ 切干大根は3回ほど水を替えながら揉み洗いする。水を切って食べやすい長さに切る。

❷ ささみを耐熱ボウルに入れて塩・こしょうをふり、酒をまわしかける。ふんわりとラップをかけてレンジ600Wで3分程度、加熱する。粗熱がとれたら、適度な大きさに割いておく。

❸ ❶、❷、わかめ、Ⓐを入れて混ぜ合わせる。

お守りポイント
不溶性食物繊維やカリウム・カルシウム・マグネシウムが豊富な切干大根は優秀な腸活食材。カルシウムはポン酢のビタミンCと摂ることで吸収率がアップ。動物性たんぱく質も摂れて食べ応え満点！

調理時間 **15**分

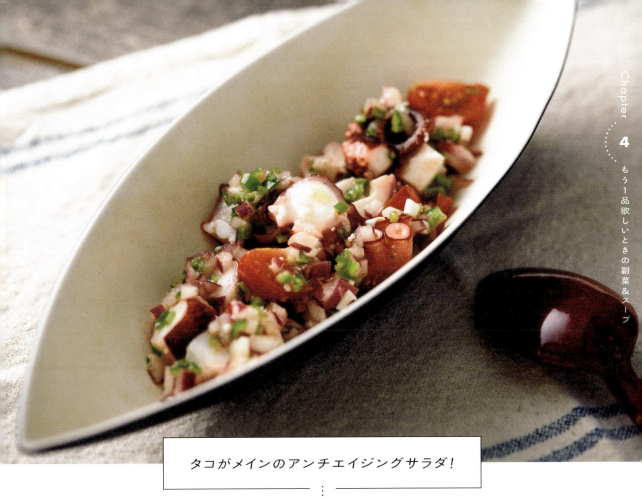

> タコがメインのアンチエイジングサラダ！

シーフードサラダ

材料 — 2人分

タコ	150g
紫玉ねぎ	1/4個
ピーマン	1個
ミニトマト	5個
Ⓐ 塩麹	小さじ2
オリーブオイル	大さじ1
レモン汁	大さじ1
タバスコ	適量
塩・こしょう	少々

作り方

❶ 紫玉ねぎとピーマンはみじん切り、ミニトマトは半分に切る。

❷ ボウルに❶とⒶを入れて混ぜる。一口大に切ったタコを加えてもうひと混ぜする。

※20分ほど置くと味がなじむ。

調理時間 10分

お守りポイント
タウリン豊富で疲労回復にぴったりなタコに、アントシアニンを含む紫たまねぎを合わせてアンチエイジング効果もUP。塩麹は加熱しないので、生きた菌をそのままいただけます。料理教室でも人気のメニュー。

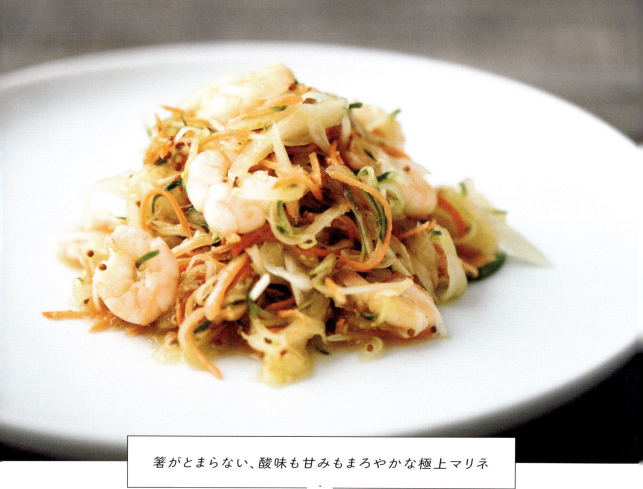

> 箸がとまらない、酸味も甘みもまろやかな極上マリネ

新玉マリネ

材料（2人分）

- 新玉ねぎ……………………1個
- にんじん……………………1/2本
- きゅうり……………………1本
- 蒸し海老……………………10尾
- Ⓐ
  - 米酢………………………大さじ2
  - オリーブオイル…………大さじ2
  - 粒マスタード……………大さじ1
  - てんさい糖………………小さじ2

作り方

❶ 新玉ねぎは縦半分に切ってからスライサーで薄くスライスする。にんじんときゅうりは5cmの長さの細切りにする。

❷ ボウルに❶と蒸し海老、Ⓐを入れて混ぜる。

※海老は市販の蒸し海老を使う。下処理済みのむき海老を使う場合は塩と酒をまわし入れ、レンジ600Wで1分〜1分半加熱してから使う。

調理時間 **15**分

お守りポイント

食物繊維やオリゴ糖が豊富な玉ねぎを生で食べるので、血液サラサラ効果のある硫化アリルやビタミンをそのまま摂れます。酢に含まれる酢酸菌は、免疫細胞を活性化させる働きがあるため風邪や花粉症予防にも◎。

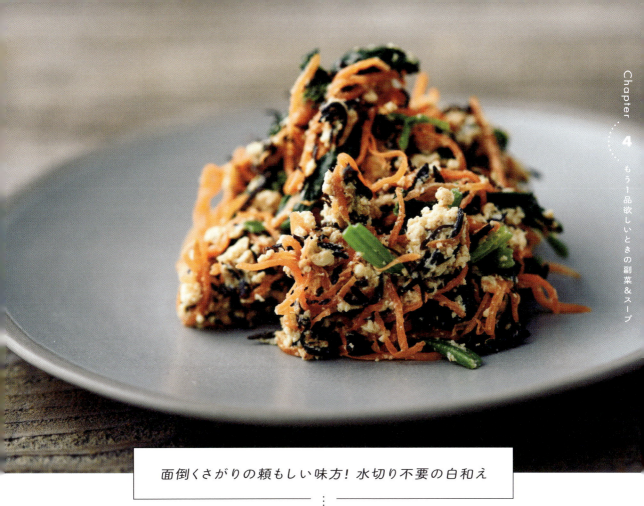

面倒くさがりの頼もしい味方！水切り不要の白和え

美腸活白和え

材料 2人分

木綿豆腐……………………150g(半丁)
ほうれん草……………………2束
にんじん………………………1/3本
ひじき(水戻し不要タイプ)……大さじ2
Ⓐ すりごま……………………大さじ2
　 味噌…………………………大さじ1
　 しょうゆ麹…………………小さじ1

作り方

❶ ほうれん草の根の部分に切り込みを入れ、よく洗って5cm幅のザク切りにする。にんじんは5cm長さの細切りにする。

❷ 耐熱ボウルに❶を入れてラップをし、レンジ600Wで3分程度、加熱する。熱いうちに水にさらして水を絞る。

❸ ボウルに木綿豆腐とひじき、Ⓐを入れて混ぜ合わせる。

❹ ❸に❷を入れて混ぜ合わせる。

※ひじきが余計な水分を吸うので、豆腐の水切りはしなくてOK。

お守りポイント

手軽なのに野菜もたんぱく質もしっかり摂れるお得レシピ。冷蔵庫で3日保存できるので常備菜に最適。たっぷりの野菜に味噌としょうゆ麹を和えるから、腸の善玉菌が喜ぶ白和えに。

調理時間 **15**分

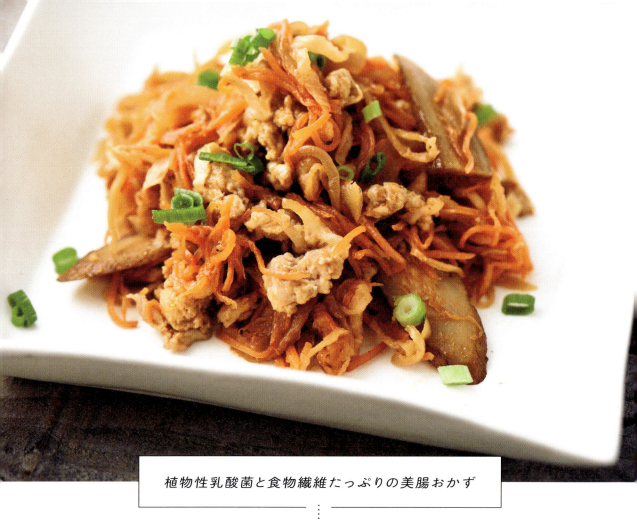

植物性乳酸菌と食物繊維たっぷりの美腸おかず

ピリ辛切干大根炒め

材料（2人分）

- 鶏ももひき肉　　　　200g
- 切干大根　　　　　　30g
- ごぼう　　　　　　　1/3本
- にんじん　　　　　　1/2本
- 玉ねぎ　　　　　　　1/2個
- 塩　　　　　　　　　ふたつまみ
- 酒　　　　　　　　　大さじ1
- 水　　　　　　　　　大さじ2
- Ⓐ しょうゆ　　　　　大さじ1
- 　 コチュジャン　　　大さじ1
- 　 料理酒　　　　　　大さじ1

作り方

1. 切干大根は3回ほど水を替えながら揉み洗いする。水を切って食べやすい長さに切る。

2. にんじんは5cmの長さの細切り、ごぼうと玉ねぎは0.5mmの薄切りにする。

3. フライパンに【切干大根→ごぼう→玉ねぎ→にんじん→鶏ももひき肉】の順に重ね入れる。塩と酒、水をまわしかけ、蓋をして弱火〜中火で5分程度、加熱する。

4. 肉に火が通ったら、Ⓐを入れて炒める。

お守りポイント

乳酸菌やビタミンB・Cなどが含まれるコチュジャンを使った腸活レシピ。切干大根やごぼうなどの食物繊維もたっぷり摂れ、しっかり噛んで満足感あるおかずに。油を使わないのに食べ応え抜群。

調理時間 15分

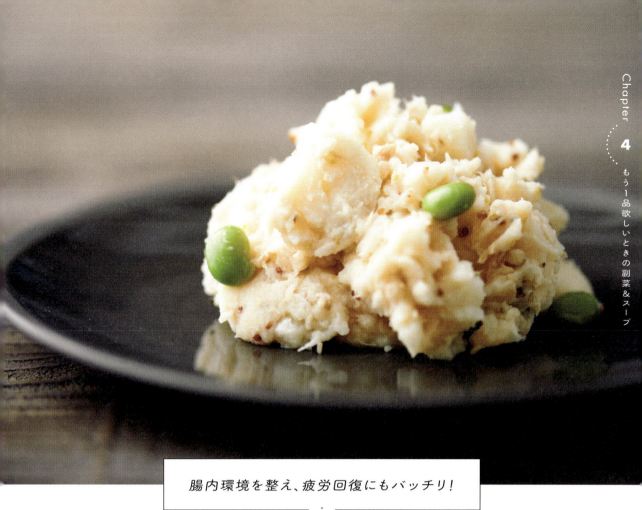

Chapter 4 もう1品欲しいときの副菜&スープ

| 腸内環境を整え、疲労回復にもバッチリ！ |

長芋のポテサラ

材料 2人分
- 長芋 …………………………… 300g
- 枝豆 ………… 30粒程度（お好きな量）
- Ⓐ
  - ツナ ………………………… 25g
  - マヨネーズ ………… 大さじ1
  - 米酢 ………………… 小さじ2
  - 粒マスタード ……… 小さじ1
  - しょうゆ …………… 小さじ1

作り方

❶ 長芋の皮をむいて1cm程度の輪切りにする。耐熱ボウルに入れ、ラップをかけてレンジ600Wで6分程度、加熱する。

❷ ❶の粗熱がとれたら、木べらなどで粗くつぶし、Ⓐと枝豆を混ぜ合わせる。

※枝豆は市販の冷凍むき枝豆を解凍して使用。生の枝豆を使う場合は塩ゆでしてさやから出して使う。

調理時間 **10**分

お守りポイント
長芋には、疲労回復を促すビタミンB群やビタミンCのほか、腸内環境を整える食物繊維など栄養が豊富！むくみ予防に効果的なカリウムも含まれ、活用しない手はないほど、魅力的な食材です。

> 栄養価も旨みもぐんとアップしたご馳走サラダ

塩麹のチョレギサラダ

材料（2人分）
- わさび菜……………………50g
- アボカド……………………1個
- 塩麹…………………小さじ2〜3
- レモン汁………………小さじ1
- Ⓐ
  - しらす……………………20g
  - わかめ（水戻し後）………30g
  - 白いりごま………………適量
  - しょうゆ…………………小さじ2
  - ごま油……………………小さじ2

作り方

1. わさび菜は適当な大きさにちぎる。
2. アボカドを1cm程度のサイコロ状に切る。ボウルにアボカドとレモン汁、塩麹を入れて混ぜる。
3. ❷に❶とⒶを入れてさっくり和える。

※❷の状態で10分ほど置くとさらに味がなじんで美味しい。

調理時間 10分

お守りポイント
ビタミンC・B、βカロテン豊富なわさび菜はアンチエイジング効果抜群。しらすでたんぱく質やカルシウムも強化でき、わかめの水溶性食物繊維も加わり食べ応えある一品に。ありこ母も太鼓判を押すサラダ。

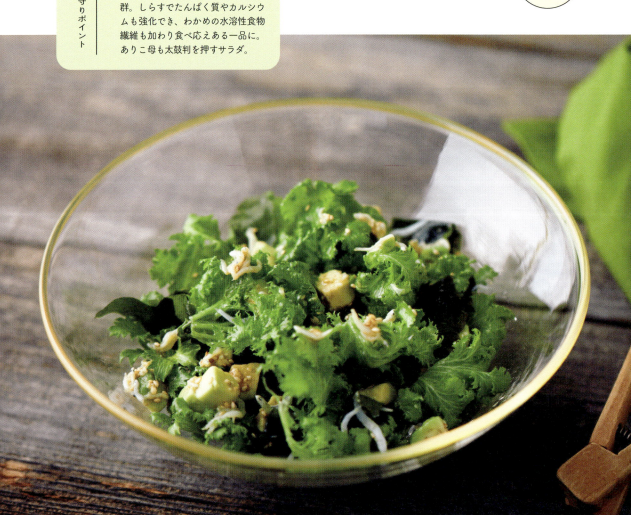

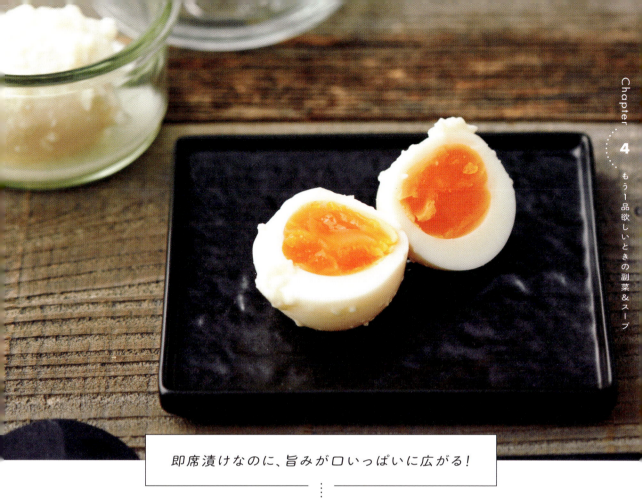

Chapter 4 もう1品欲しいときの副菜&スープ

即席漬けなのに、旨みが口いっぱいに広がる！

塩麹漬け卵

調理時間 **15分**
※置く時間を除く

材料 2人分
- 卵……………………… 2個
- 塩麹……………………… 小さじ2

作り方

① 卵を好みの固さでゆで、ゆで卵を作る。

② ゆで卵の殻をむき、保存容器などに入れて塩麹をまぶし、1日置いたら完成。

お守りポイント

高たんぱく食材である卵に塩麹の発酵食品パワーが加わった便利な一品。煮卵よりあっさりしているのに旨みが際立ち、サラダにトッピングしたり、そのままお弁当に入れたり、おつまみとして食べたりと使い方も多様。

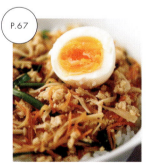
P.67
腸活そぼろ丼を Arrange!
たんぱく質、増量！
たっぷりそぼろ丼に
ガツンと食べ応え

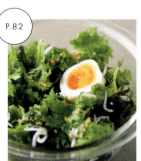
P.82
チョレギサラダを Arrange!
濃厚な卵の旨みで、
サラダの満足感が
グンとUP！

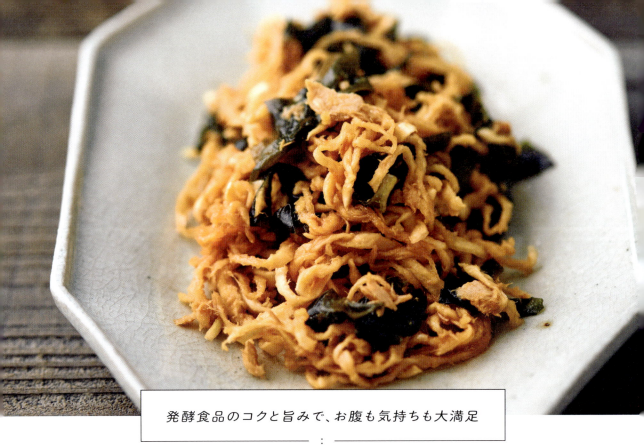

発酵食品のコクと旨みで、お腹も気持ちも大満足

韓国風切干大根ナムル

材料 2人分

- わかめ（水戻し後）……………… 50g
- 切干大根………………………… 30g
- ツナ缶…………………………… 1缶
- 豆苗……………………………… 1/4パック
- しょうゆ………………………… 大さじ2
- 米酢……………………………… 大さじ1と1/2
- コチュジャン…………………… 小さじ1
- てんさい糖……………………… 小さじ1
- ごま油…………………………… 小さじ1
- 白ごま…………………………… 適量

作り方

1. 切干大根は3回ほど水を替えながら揉み洗いする。

2. 豆苗は5cm幅に切る。ツナ缶は油を切っておく。

3. ボウルにすべての材料を入れて和える。

調理時間 10分

お守りポイント

豆苗は緑黄色野菜で、美肌効果のあるβカロテンやビタミンB・Cが豊富。しかも豆類に多いたんぱく質も含んでいる腸活野菜。ごまの香ばしさとコチュジャンのコクを味わいながらWの食物繊維が摂れます。

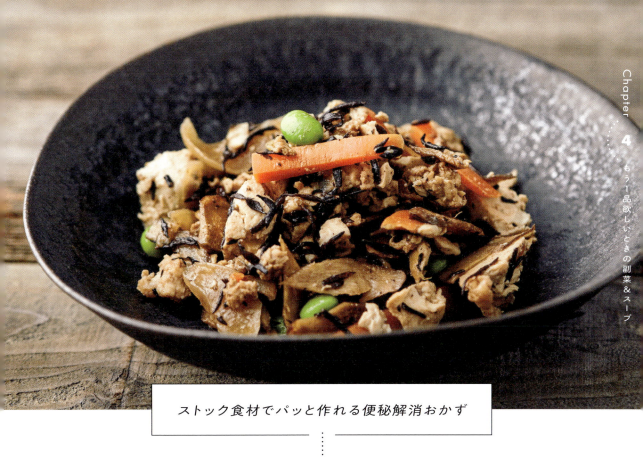

ストック食材でパッと作れる便秘解消おかず

ありこ流炒り豆腐

材料（2人分×2回分）

- 鶏ももひき肉 …………………… 200g
- 木綿豆腐 ………………………… 300g（1丁）
- 玉ねぎ …………………………… 1/4個
- にんじん ………………………… 1/3本（60g）
- ごぼう …………………………… 1/2本（60g）
- しめじ …………………………… 1/2パック
- 枝豆 ……………… 30粒程度（お好みの量）
- ひじき（水戻し不要） ……………… 5g
- 酒 ………………………………… 大さじ1
- 水 ………………………………… 大さじ2
- 塩 ………………………………… ふたつまみ
- いりごま ………………………… 適量
- ごま油 …………………………… 少々
- Ⓐ
  - しょうゆ …… 大さじ1〜1と1/2
  - みりん …………………… 大さじ1

作り方

1. 木綿豆腐をキッチンペーパーで包み、レンジ600Wで2分程度、加熱する。

2. 玉ねぎは薄切り、にんじんは5cmの長さの短冊切り、ごぼうは斜め薄切りにする。しめじは石づきを落としてほぐす。

3. フライパンに【ひじき→玉ねぎ→にんじん→ごぼう→しめじ→鶏ももひき肉→豆腐】の順に重ね入れ、塩と酒、水をまわし入れる。蓋をして弱火〜中火で5分加熱し、食材に火が通るまで蒸す。

4. ❸に枝豆とⒶを入れ、中火で水分を飛ばす。

5. ❹を器に盛り、いりごまをかけ、食べる直前にごま油をまわしかける。

お守りポイント
炒るというより蒸し煮のようなレシピでとことんヘルシーに。食物繊維たっぷりで、便のカサを増やすしめじや腸の動きを活発にするひじきも摂れます。動物性と植物性のWたんぱく質で、たんぱく質の吸収率がUP。

調理時間 **20**分

Chapter 4 もう1品欲しいときの副菜&スープ

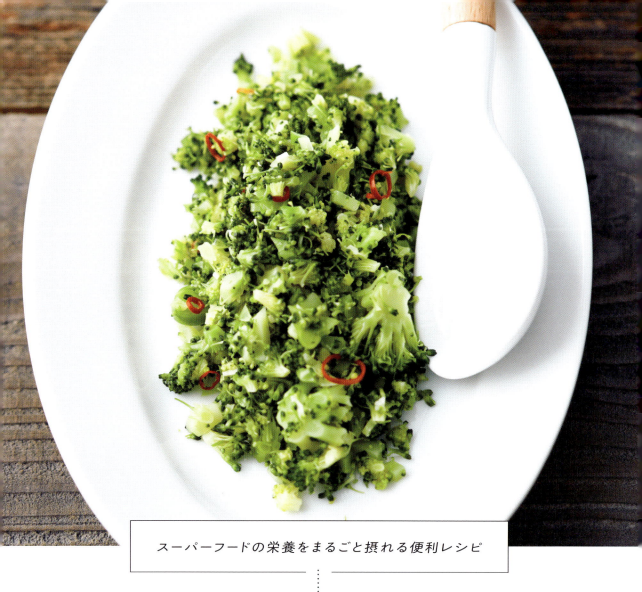

スーパーフードの栄養をまるごと摂れる便利レシピ

ブロッコリーのくたくた煮

材料 2人分
- ブロッコリー……………………150g
- ニンニク……………………1かけ
- Ⓐ 塩……………………小さじ1/4
- 輪切り唐辛子……………1/2本分
- 水……………………大さじ2

作り方

❶ ブロッコリーとニンニクをみじん切りにする。

❷ フライパンに❶とⒶを入れて蓋をする。弱火〜中火で、水分がなくなるまで約5分加熱する。

❸ 火が通り、水分が飛んだらさっくり混ぜて完成。

※ブロッコリーは茎にも栄養が豊富なので刻んで丸ごと食べるのがおすすめ。

お守りポイント
ブロッコリーは、ビタミンC・Kにカリウム、たんぱく質、解毒作用のあるファイトケミカルも含むスーパーフード。ゆでるのではなく蒸すから栄養をまるごと摂れ、幅広く活用できる便利レシピ。

調理時間 **10**分

ブロッコリーのくたくた煮は
ペンネのソースにも！

ブロッコリーとしらすのペンネ

材料 2人分

ブロッコリーのくたくた煮	P.86で作った全量
ペンネ	140g
しらす	30g
オリーブオイル	小さじ2
ブラックペッパー	少々

作り方

1. ペンネをゆでる。しらすは湯通ししておく。
2. ゆで上がったペンネに「ブロッコリーのくたくた煮」とオリーブオイルを加えて和える。
3. ❷を器に盛り、しらすをのせてブラックペッパーを振りかける。

お守りポイント
ブロッコリーの豊富な栄養素にしらすのたんぱく質がプラスされ、バランスのよい1皿に！

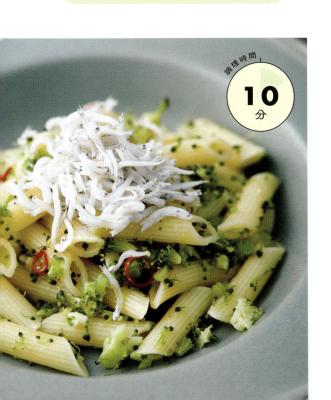

調理時間 **10分**

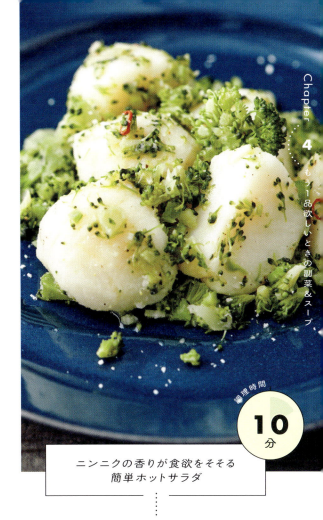

調理時間 **10分**

ニンニクの香りが食欲をそそる
簡単ホットサラダ

ペペロンチーノ風ポテト和え

材料 2人分

ブロッコリーのくたくた煮	P.86で作った1/3量
じゃがいも	2個（200g）
オリーブオイル	小さじ1

作り方

1. じゃがいもは皮をむいて一口大に切り、耐熱容器に入れる。水大さじ1（分量外）を入れ、ラップをかけてレンジ600Wで4分程度加熱する。
2. ❶の粗熱がとれたら、材料をすべて混ぜ合わせて完成。

お守りポイント
じゃがいものビタミンCはでんぷんに包まれているため加熱しても壊れにくく、腸に届きやすい。

87

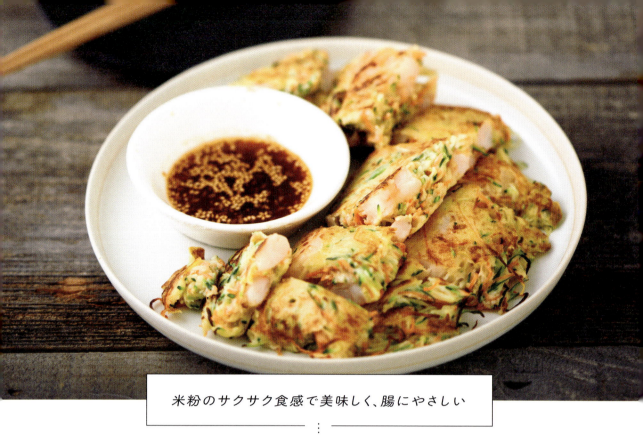

米粉のサクサク食感で美味しく、腸にやさしい

ズッキーニの米粉チヂミ

材料 2人分

- ズッキーニ……………………… 1本
- にんじん………………………… 1/2本
- 海老(小)………………………… 10尾
- 干し海老………………………… 大さじ2
- 米油……………………………… 小さじ1
- Ⓐ
  - 米粉…………………………… 50g
  - 片栗粉………………………… 大さじ2
  - 卵……………………………… 1個
  - 麺つゆ(3倍濃縮)……………… 小さじ1

〈タレ〉
- しょうゆ………………………… 大さじ1
- 酢………………………………… 大さじ1
- 豆板醤…………………………… 小さじ1/2
- ごま油…………………………… 小さじ1/4
- ごま……………………………… 適量

作り方

1. ズッキーニとにんじんは5cmの長さの細切りにする。
2. ボウルにⒶを入れて混ぜる。そこに❶と海老、干し海老も加え、混ぜ合わせる。
3. フライパンに米油をひき、❷の生地を流し入れて中火で焼く。
4. 焼き色がついたら上下を返して両面焼く。食べやすい大きさに切って器に盛る。
5. タレの材料を混ぜ合わせ、❹に添える。

調理時間 **20**分

お守りポイント

余分な水分を排出し、むくみを解消するカリウムが豊富なズッキーニ。海老のアスタキサンチンには抗酸化作用があり、美肌効果も。小麦粉を使わないのでグルテンフリーで、美味しく腸活できます。

発酵食品を生のまま取り込む、美味しさ満点の腸活ごま和え

ほうれん草のしょうゆ麹ごま和え

材料 2人分

ほうれん草 ………… 1/2袋（100g程度）
Ⓐ しょうゆ麹 ………………… 小さじ2
　 すりごま …………………… 小さじ2

作り方

❶ ほうれん草の根の部分に切り込みを入れ、よく洗って、5cmのざく切りにする。

❷ ❶にラップをかけてレンジ600Wで2分30秒加熱し、水にさらす。

❸ Ⓐを混ぜ合わせ、❷の水気を切って和える。

お守りポイント

マグネシウムやβカロテン、それに鉄分も豊富なほうれん草。含まれるクロロフィル（緑の色素）は"胃腸のほうき"と呼ばれることもあるほど。しょうゆ麹を加熱しないので生きた菌がそのまま摂れるレシピ。

調理時間 10分

Chapter 4　もう1品欲しいときの副菜＆スープ

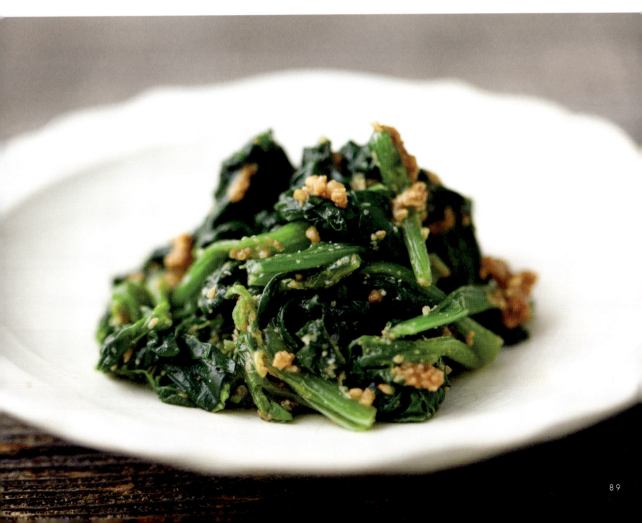

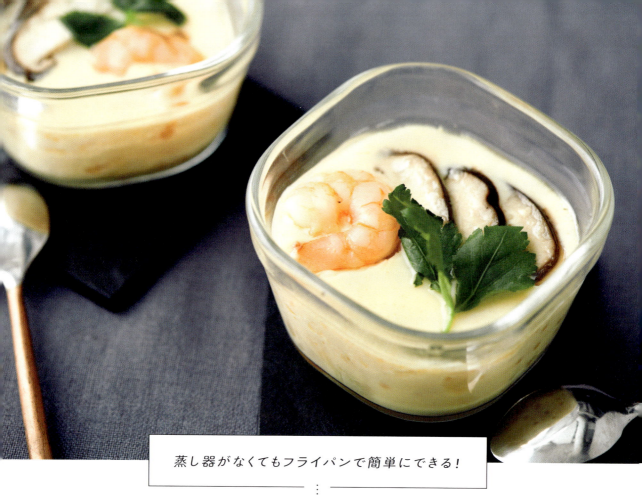

蒸し器がなくてもフライパンで簡単にできる！

ワンパン茶碗蒸し

材料 2人分

卵	2個
かつお出汁	350ml
しいたけ	2個
海老(中)	4尾
乾燥わかめ	適量
あれば三つ葉	適量
水	適量
Ⓐ しょうゆ	小さじ1
みりん	小さじ1

※わかめはあおさに代えても美味。

作り方

❶ しいたけは石づきを落とし、薄切りにする。海老の背わたを取る。

❷ 耐熱容器に、しいたけ、海老、乾燥わかめを入れる。

❸ 大きめの計量カップに卵とかつお出汁、Ⓐを入れて混ぜる。

❹ ❷に❸を注いで三つ葉をのせ蓋をする（またはラップをかける）。

❺ フライパンに水を3cmの高さまで入れ、沸騰したら❹の容器ごと入れて蓋をする。強火で7分加熱した後、さらに弱火で3分加熱する。

※ここでは深さ5.5cmのフライパンを使用。耐熱容器の背の高さがそれ以上だと蓋ができなくなるので注意。

お守りポイント

かつお出汁には、ストレスを軽減して食べ過ぎを防ぎ、睡眠の質を高めるGABAが豊富です。蒸し器やオーブンなしでも、フライパンひとつで美味しい茶碗蒸しができる手軽さもワンパンレシピならでは。

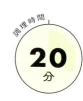

調理時間 **20**分

ライスペーパー使用でグルテンフリー＆超時短！

ブロッコリーのキッシュ

材料 — 2人分

ミニトマト	3個
ライスペーパー	4枚
Ⓐ 牛乳	大さじ4
卵	1個
ベーキングパウダー	小さじ1/2
塩	少々
Ⓑ ブロッコリーのくたくた煮	P.86の1/3量
生ハム	50g
牛乳	50mℓ
卵	1個
ナチュラルチーズ	40g
ブラックペッパー	少々

作り方

❶ オーブンを200度に予熱する。

❷ ミニトマトを半分に切る。

❸ 直径18cmのキッシュ型にクッキングペーパーを敷く。

❹ 平らなお皿などにⒶを混ぜ合わせて入れ、ライスペーパーを浸し、❸に重ねる。

❺ Ⓑを混ぜ合わせ、❹に入れて、200度のオーブンで20〜25分焼く。

お守りポイント
小麦に含まれるグルテンは腸内環境を悪化させるといわれており、なるべく控えるのが腸活のポイントに。ここではタルト生地の代わりにライスペーパーを使うことで、グルテンフリーを実現しました。

調理時間 **30**分

Chapter 4 もう1品欲しいときの副菜＆スープ

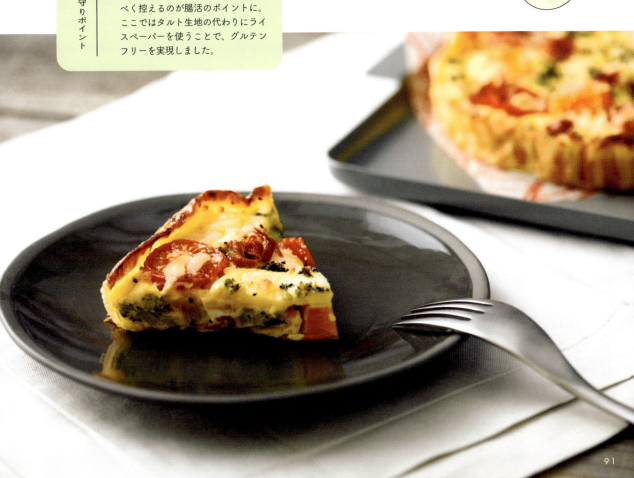

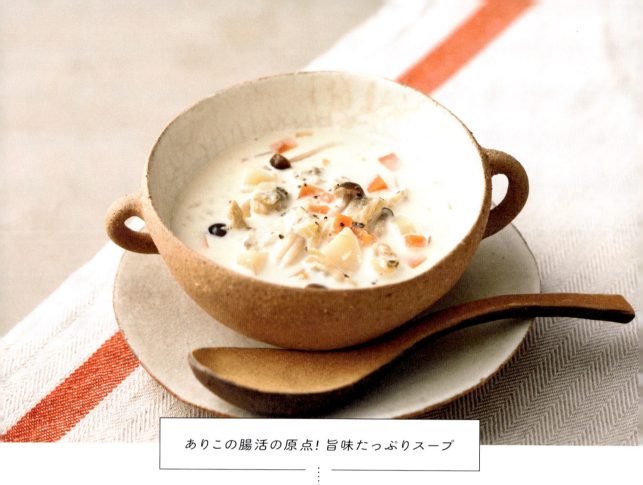

ありこの腸活の原点！旨味たっぷりスープ

あさり缶チャウダー

材料（2人分×2回分）

- じゃがいも ……………… 1個（100g）
- にんじん ………………… 1/3本（60g）
- 玉ねぎ …………………… 1/2個
- しめじ …………………… 1/2パック
- あさり缶 ………………… 1缶
- 豆乳（または牛乳）……… 300ml
- 味噌 ……………………… 大さじ1
- オリーブオイル ………… 適量
- ブラックペッパー ……… 少々
- 塩 ………………………… ふたつまみ
- 水 ………………………… 大さじ3

作り方

① じゃがいもとにんじんは1cmのさいの目切り、玉ねぎはみじん切りにする。しめじは石づきを落としてほぐす。

② 鍋に①と塩、水をまわし入れ、弱火〜中火で5分程度、加熱する。

③ 食材に火が通ったら豆乳（または牛乳）とあさり缶を汁ごと入れ、沸騰させる。

④ 味噌で味つけをして器に盛る。ブラックペッパーとオリーブオイルをまわしかける。

お守りポイント

高たんぱくで、ミネラルも摂れるあさり缶に味噌の発酵パワー、しめじの食物繊維も加わった腸活レシピ。缶の汁ごと使うので旨みが濃厚。あさりの身が硬くならないよう、手早く作るのがポイント。

調理時間 **20**分

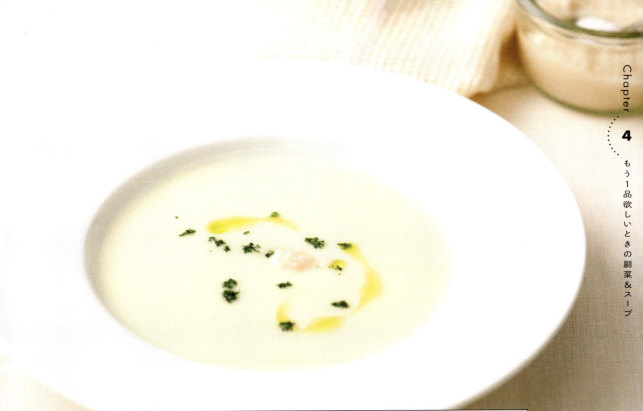

Chapter 4 もう1品欲しいときの副菜＆スープ

春先の野菜の甘みを存分に引き出すお手軽濃厚スープ

新じゃがのスープ

材料（2人分×2回分）

新じゃがいも	3個（350g）
新玉ねぎ	1個（200g）
牛乳	400ml
塩麹	小さじ2
塩	ふたつまみ
水	大さじ3
パセリ	少量
オリーブオイル	小さじ1

作り方

1. じゃがいも、半分にした玉ねぎを0.5mm幅の薄切りにする。
2. 鍋に❶と塩、水を入れて蓋をし、弱火で7〜8分程度、加熱する。
3. 玉ねぎがうっすらあめ色になったら、火を止めてミキサーに牛乳と一緒に入れる。撹拌してなめらかな状態にしておく。
4. ❸を鍋に戻し、沸騰したら火を止めて塩麹を入れて混ぜる。
5. ❹を器に盛り、みじん切りにしたパセリとオリーブオイルをかける。

お守りポイント

冷凍しておけば、忙しいときでも解凍してすぐ飲めるお守りレシピ。新じゃがと新玉ねぎの甘さに塩麹の旨みが加わり、出汁や油を使わずとも深い味わいに。善玉菌のエサとなるオリゴ糖も豊富。冷凍保存目安は1週間。

調理時間 **25分**

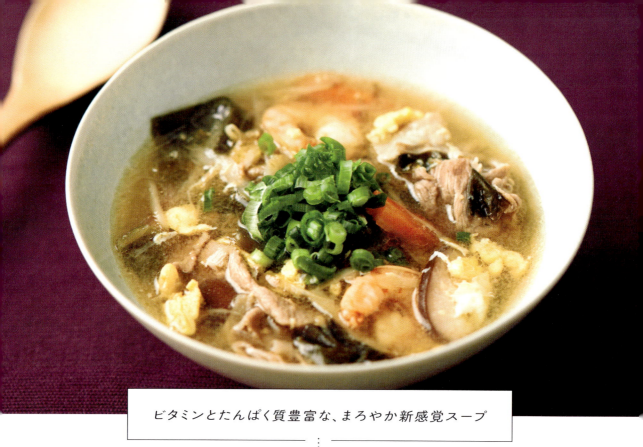

ビタミンとたんぱく質豊富な、まろやか新感覚スープ

腸活サンラースープ

材料 2人分
- 豚しゃぶしゃぶ用肉……………120g
- 海老(中)………………………6尾
- ごぼう…………………………1/2本
- にんじん………………………1/2本
- しいたけ………………………3個
- 卵………………………………1個
- 酒………………………………大さじ2
- 水………………………………大さじ1
- 塩………………………………ふたつまみ
- 小ねぎ…………………………少量
- Ⓐ 水……………………………400㎖
   麺つゆ(3倍濃縮)……………50㎖
   米酢……………………………大さじ3
   わかめ(乾燥)…………………1g
   こしょう………………………適量

作り方

❶ ごぼうはささがき、にんじんは5㎝の長さの短冊切り、しいたけは薄切りにする。海老の背わたを取る。

❷ 鍋に❶の野菜を入れ、その上に豚しゃぶしゃぶ用肉と海老をのせる。塩と酒、水をまわしかけ、蓋をして弱火〜中火で5分程度、加熱する。

❸ 食材に火が通ったらⒶを加え、沸騰したら溶いた卵をまわし入れ、固まってきたら火を止める。

❹ ❸を器にもり、小口切りにした小ねぎをのせる。お好みでラー油をかける。

お守りポイント
海老には抗酸化力の高いアスタキサンチンが含まれ、しいたけやわかめの水溶性食物繊維も摂れる腸活レシピ。お酢に含まれる酢酸菌には免疫細胞を活性化させる働きがあるので、風邪予防にもなるスープです。

調理時間 **20**分

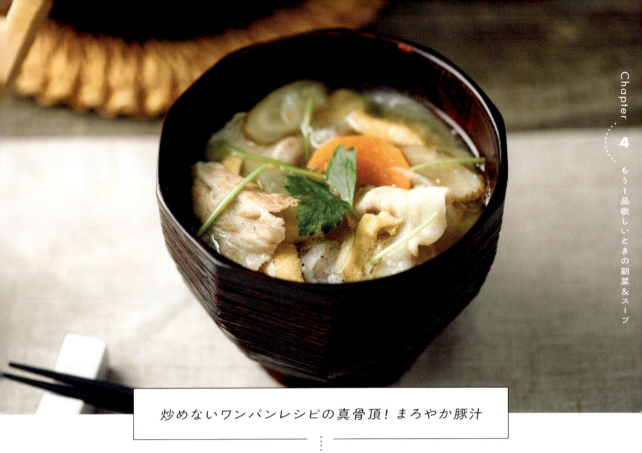

炒めないワンパンレシピの真骨頂！まろやか豚汁

重ね煮豚汁

材料（2人分）

豚バラ肉	150g
大根	10cm
にんじん	1/2本
ごぼう	1/2本
玉ねぎ	1/2個
油揚げ	1枚
こんにゃく（アク抜き済）	1/2枚
塩	ふたつまみ
酒	大さじ2
水	大さじ1
かつお出汁	500mℓ
ごま油	少々
三つ葉	少々
Ⓐ 味噌	大さじ2
しょうゆ	小さじ1

作り方

❶ 大根とにんじんはいちょう切り、ごぼうは斜め薄切り、玉ねぎは薄切りにする。油揚げは1cm幅に、こんにゃくは0.5cm幅に、豚バラ肉は3cmに切る。

❷ 鍋に【玉ねぎ→にんじん→ごぼう→大根→こんにゃく→油揚げ→豚バラ肉】の順に重ね、塩と酒、水をまわし入れる。蓋をして弱火〜中火で食材に火が通るまで5分程度、加熱する。

❸ 出汁を入れて沸騰したらⒶを加える。

❹ ❸を器に盛り、食べるときにごま油をまわしかけ、三つ葉をのせる。

お守りポイント
蒸して作るので野菜の旨みが引き出され、調味料の甘みを加えずともやさしい甘さを感じる一品に。炒めるよりも手早く作れて時短になるのも嬉しいポイント。食物繊維たっぷりで血糖値上昇を緩やかにする腸活スープ。

調理時間 **25**分

Chapter 4　もう一品欲しいときの副菜＆スープ

\ ありこオリジナル /

基本の塩麹・しょうゆ麹の作り方

私が毎日のように活用している基本の調味料が塩麹としょうゆ麹。
美味しく食べてキレイも育ててくれる麹を、ぜひ冷蔵庫のスタメンに！

塩麹

どんな料理にも使える万能調味料。
ドレッシングに、肉・魚に活用！

材料
- 乾燥米麹 …………………… 100g
- 天然塩 ……………………… 35g
- 水 …………………………… 135g

作り方

❶ 分量の米麹と天然塩をボウルに入れる。

❷ ❶の材料を手でよくもみ込み、米麹をしっかりほぐして塩と混ぜ合わせる。

❸ ❷を消毒した保存容器に移し、水を加えてスプーンでかき混ぜる。塩が完全に溶けたらOK。

❹ 容器にキッチンペーパーをかぶせて輪ゴムで留めるなど、通気性を保って発酵させていく。1日1回スプーンでかき混ぜながら、1週間から10日ほど、常温で発酵させる。完成後は冷蔵庫で保存。半年くらいで使い切るのが目安。

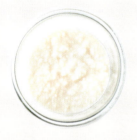

マイルドな塩気ながら旨みがぎっしり！

しょうゆ麹

そのままソースにもできる便利さ。
旨みが増すので料理上手な気分に！

材料
- 乾燥米麹 …………………… 100g
- しょうゆ
  …… 適量（麹が浸るまで入れる）

作り方

❶ 分量の米麹をほぐし、しょうゆとともに消毒した保存容器に入れ、スプーンなどでよくかき混ぜる。容器にキッチンペーパーをかぶせて輪ゴムで止めるなど、通気性を保って発酵させていく。

❷ 2日目はスプーンでよくかき混ぜた後、米麹がひたひたになるまでしょうゆを継ぎ足す。

❸ 3日目からはスプーンでかき混ぜるだけでOK。米麹が指で潰れるくらい柔らかくなっていたら完成。およそ1週間から10日が完成までの目安。半年くらいで使い切る。

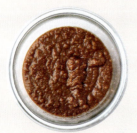

旨み成分は塩麹の約10倍！幅広く使える

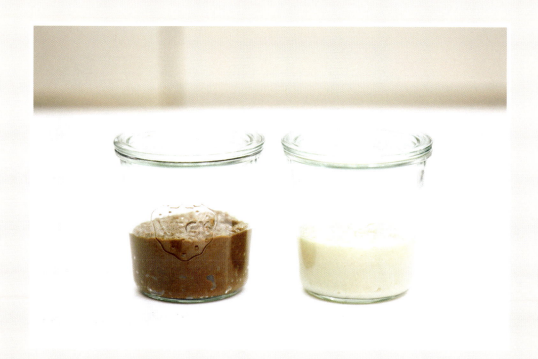

麹のメリット

消化をサポートし美味しくする天才

米麹と塩を水で発酵させるだけなのに、消化を助ける酵素や糖質をエネルギーに変えるのに必要なビタミンB群がとても豊富。たんぱく質の分解を促すので、遅い時間に肉や魚を食べるときにも胃腸の負担になりにくいなどのメリットが！ 発酵食品だから塩麹そのものにも旨みがあるうえ、素材がしっとり柔らかく仕上がる効果も。

米麹はスーパーでも購入可能！

麹にも個性が。お取り寄せも楽しい

最近は乾燥米麹を置いているスーパーも多いので、入手しやすくなっています。また、自分で作ると好みの塩加減に調整できる楽しさがあるほか、市販品よりもコスパがよくなるメリットも！ 主流は白米麹ですが、ほんのり苦みを含む玄米麹などもあり個性豊か。食べ比べて好みのものを見つけるのも◎。

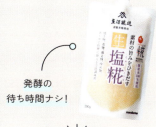

乾燥させた米麹。菌が生きているので開けたら冷蔵庫へ！

発酵の待ち時間ナシ！

塩麹やしょうゆ麹は市販品もあり！

味がブレず手軽な市販品も美味！

初めて使うなら、スーパーなどで手に入る市販品から始めてもいいと思います。市販品を選ぶ際はアルコール無添加のものがおすすめ。チューブ状で道具なしでも取り出せたり、味がブレないといったメリットも。揚げ物など塩麹の粒が舌に触る料理は、市販のさらさらタイプを選べばなめらかな仕上がりに。

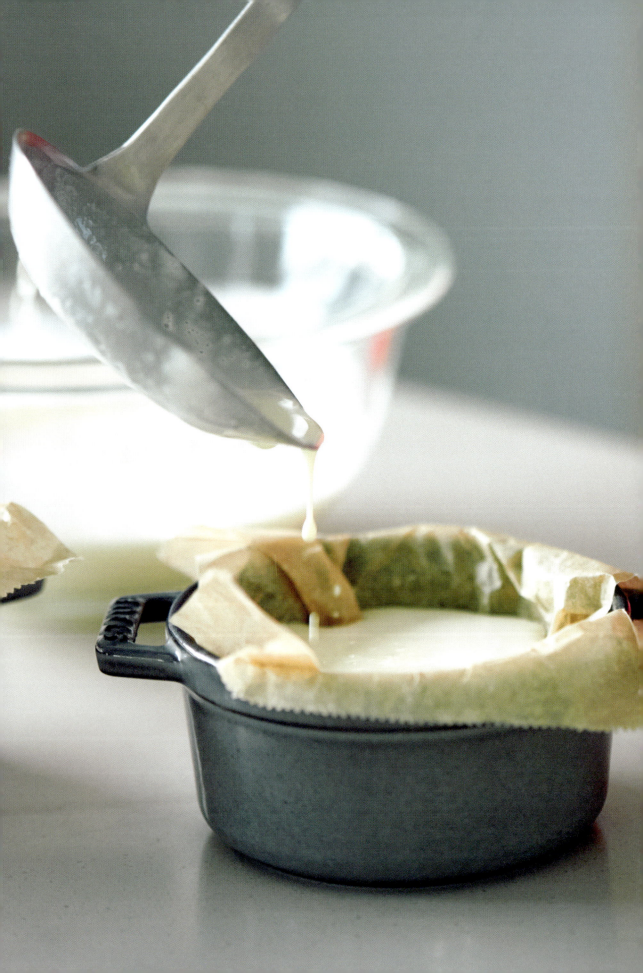

Chapter

5

罪悪感のない腸活おやつ

おやつというと甘いものというイメージがありますが、ありこ的にはおやつは「補食」。甘いだけでなく、たんぱく質や食物繊維などが少しでも摂れるように考案したレシピです。白砂糖をてんさい糖に、小麦粉を米粉や大豆粉に替えるだけで腸が喜ぶおやつになります。

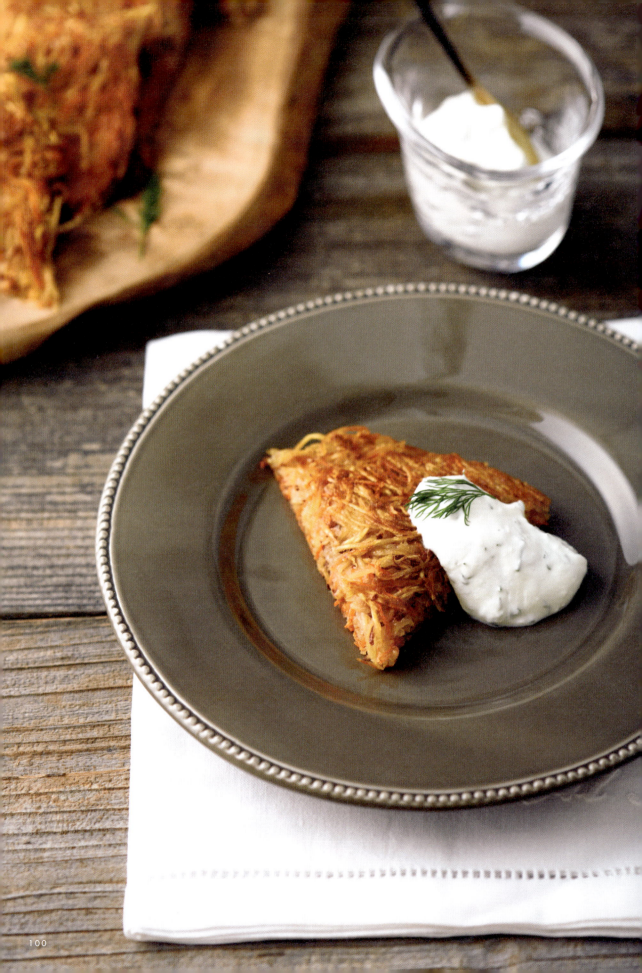

> 小麦粉を使わない、野菜たっぷりグルテンフリーの補食

さつまいものガレット

材料 — 2人分

- さつまいも ……………………… 200g
- にんじん ………………… 1/2本(120g)
- 片栗粉 …………………………… 大さじ1
- オリーブオイル ………………… 小さじ1
- シュレッドチーズ ………………… 適量

〈ディルディップ分〉
- グリークヨーグルト …………… 100g
- ディル …………………………… 適量

作り方

1. さつまいもとにんじんをスライサーなどで細切りにする。
2. ❶に片栗粉をまぶす。
3. フライパンにオリーブオイルをまわし入れる。【❷の半量→シュレッドチーズ→❷の半量】の順に重ねていく。
4. 中火で加熱し、フライ返しで押しつけながら焼く。焼き色がついたらひっくり返し、両面に焼き色をつける。
5. ディルを細かく刻み、グリークヨーグルトと混ぜ合わせる。
6. ❹を器に盛り、❺を添えて完成。

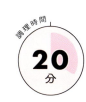

調理時間 **20**分

ガレットの自然な甘みを引き立てる コクのあるディップ

Chapter 5 罪悪感のない腸活おやつ

お守りポイント

グルテンフリーのガレットだから腸内環境を悪化さないうえ、さつまいもで食物繊維も摂れるヘルシーおやつ。そのほかさつまいもにはビタミンCやEも含まれていて栄養の宝庫。加熱にも強く、脂質と組み合わせると吸収率が上がります。

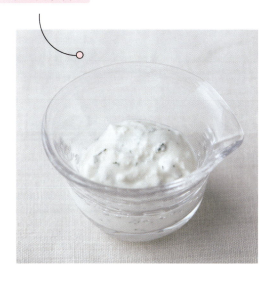

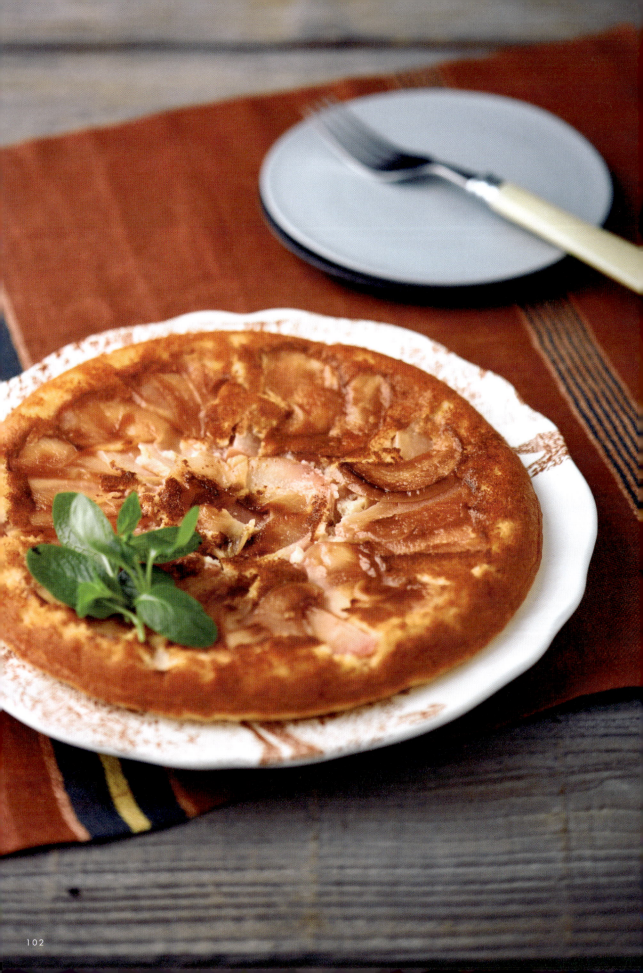

Chapter 5 罪悪感のない腸活おやつ

> 腸に負担をかけない、サクフワ米粉の食感に夢中

りんご米粉ケーキ

材料 2人分

りんご	1玉
てんさい糖	40g
米油	20g＋適量
卵	1個
Ⓐ 製菓専用米粉★	60g
アーモンドプードル	20g
ベーキングパウダー	小さじ1
Ⓑ 牛乳	50g
塩麹	小さじ1

※りんごは紅玉がおすすめ。

作り方

❶ りんごはよく洗い、半分にカットしてから、5mmの薄切りにして種を除く。

❷ 耐熱ボウルにりんごとてんさい糖20gを入れてさっくり混ぜ、ラップをかけてレンジ600Wで3分程度、加熱する。

❸ ボウルに卵と残りのてんさい糖20gを入れ、少しもったりするまで混ぜる。

❹ ❸に米油20gを入れ、ゴムベラで混ぜて乳化させる。Ⓐを加えて混ぜる。さらにⒷを加えて混ぜる。

❺ フライパンに米油を薄くひき、ペーパータオルでなじませる。❷を並べ、上から❹を流し入れる。

❻ 蓋をして極弱火で20分焼く。竹串で刺して生地がついてこなければOK。

調理時間 **30分**

お守りポイント

バター不使用なのに、りんごがたっぷり入っているので、濃厚かつ大満足なおやつ。りんごには水溶性食物繊維が多く、腸内の善玉菌を増やし、腸内環境を整えてくれる腸活に欠かせないフルーツ。ワンパンで作れるのも魅力的な1品です。

★小麦粉に強力粉と薄力粉があるように、米粉にも種類があります。米粉を使った今回のりんご米粉ケーキは、製菓専用の細かい米粉を使用しています。米粉の種類によっては膨らまないことがあるため、必ず製菓専用の米粉をご使用いただくと失敗がありません。ここでは富澤商店の製菓用米粉を使用。粒子が細かくてふんわり仕上がります。

103

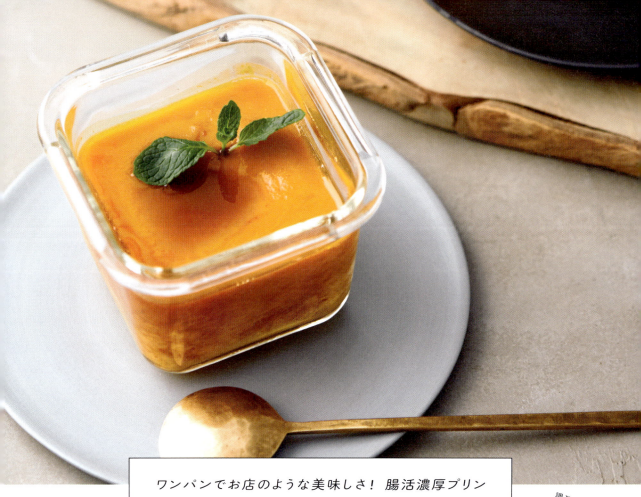

ワンパンでお店のような美味しさ！ 腸活濃厚プリン

かぼちゃプリン

調理時間 **30**分

※冷ます時間を除く

材料 — 2人分

かぼちゃ	130g
卵	1個
牛乳	100mℓ
てんさい糖	20g
バニラエッセンス	4滴
Ⓐ てんさい糖	大さじ2
水	小さじ2
熱湯	大さじ1

作り方

❶ かぼちゃの皮と種、ワタを切って除き、一口大にして耐熱ボウルに入れる。ラップをしてレンジ600Wで5分程度、加熱する。

❷ ❶が熱いうちにつぶしてからてんさい糖を入れ、よく混ぜる。

❸ 少し冷ましてから❷に卵、牛乳、バニラエッセンスを加え、よく混ぜる。9cm角くらいの耐熱容器に小分けにして注ぎ、蓋をする。

❹ フライパンに3cmほど水を入れて沸騰させる。

❺ ❹に❸を入れてフライパンに蓋をする。弱火で15分加熱し、火を止めてさらに10分放置して冷ます。

❻ マグカップにⒶのてんさい糖と水を入れ、レンジ600Wで2分程度、加熱する。焦げ色がついてきたらⒶの熱湯を入れる。

❼ ❺に❻をかける。

お守りポイント

おやつも補食と考えるのが本書の腸活ルール。卵と牛乳のたんぱく質にかぼちゃのβカロテンが加わった理想的バランスに。善玉菌のエサとなるオリゴ糖豊富なてんさい糖を使うからヘルシー。やさしい甘みがクセに。

> 不足がちなタンパク質が摂れる、爽やかチーズケーキ

ヨーグルトバスクチーズケーキ

材料｜ココット2個分

- グリークヨーグルト ……… 100g
- クリームチーズ ……………… 100g
- 卵 ……………………………… 1個
- てんさい糖 …………………… 40g
- 牛乳（または豆乳） ………… 70g
- レモン汁 …………………… 小さじ1

作り方

❶ 下準備として、クリームチーズは常温に戻しておく。オーブンを230度に予熱する。

❷ ボウルにグリークヨーグルトとクリームチーズを入れ、よく混ぜる。

❸ ❷に【卵→てんさい糖→牛乳→レモン汁】の順に加えて混ぜる。必ずこの順番で、1つずつ混ぜながら加えること。

❹ 直径10cmのココット型にクッキングシートを敷き、❸を流し入れる。230度のオーブンで20分焼く。

※オーブンによって焼き時間が異なるので様子をみながら調整する。

お守りポイント

ヨーグルトにチーズ、卵に牛乳と不足がちなたんぱく質がしっかり補給できるおやつ。レモンのビタミンCが加わるからカルシウムの吸収率がアップ。混ぜてオーブンに入れるだけと手軽なのも◎。

調理時間 30分

Chapter 5 罪悪感のない腸活おやつ

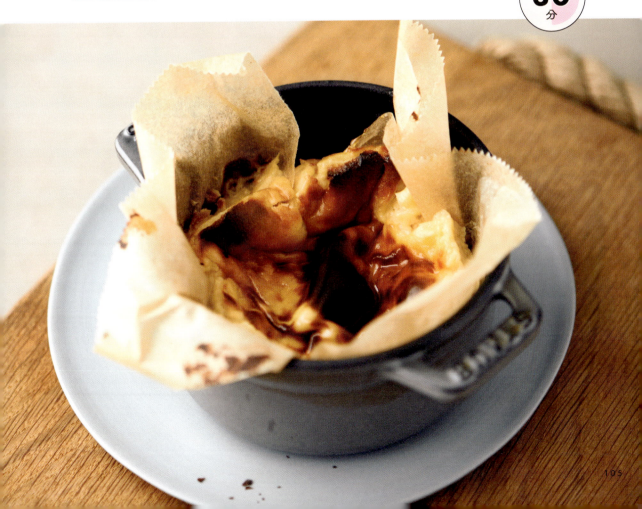

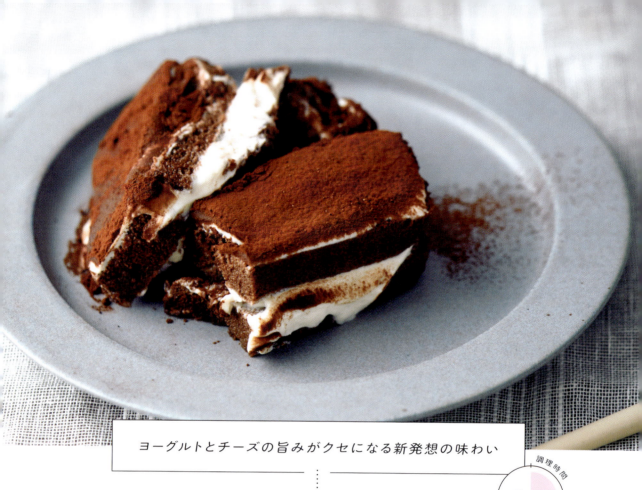

ヨーグルトとチーズの旨みがクセになる新発想の味わい

腸活ティラミス

調理時間 **25**分
※冷やす時間を除く

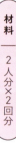
材料 2人分×2回分

〈ティラミスクリーム〉
カスピ海ヨーグルト ……… 150g
（200gを2時間水切りしたもの）
クリームチーズ ………… 100g
てんさい糖 ……………… 30g
カカオパウダー ………… 適量

〈ティラミス用レンチン蒸しパン〉
Ⓐ 卵 ………………………… 1個
　 大豆粉 ………………… 30g
　 牛乳 …………………… 50g
　 カカオ ………………… 10g
　 ベーキングパウダー …… 5g
　 てんさい糖 …………… 10g
Ⓑ お湯 …………………… 60ml
　 インスタントコーヒー
　 ………………… 大さじ1と1/2
　 てんさい糖 …………… 15g
　 リキュール ………… 小さじ1

※カスピ海ヨーグルトが手に入らなければ、普通のヨーグルトでもOK。

作り方

❶ 10cm角、高さ7cmくらいの耐熱容器にⒶを入れてよく混ぜ、ラップをかけてレンジ600Wで2分30秒加熱する。

❷ ボウルにクリームチーズを入れてクリーム状になるまで練り、カスピ海ヨーグルトとてんさい糖を加えてよく混ぜる。

❸ ❶を1cm程度の薄切りにし、8枚にする。半分を容器に入れて、混ぜ合わせたⒷの半量をしみ込ませる。蒸しパンと❷の半量を交互に重ねる。もう1個も同様に作る。

❹ ❸を冷蔵庫で2時間冷やし、カカオパウダーをかけて完成。

お守りポイント

カスピ海ヨーグルトには、ヨーグルトでは珍しい「酢酸菌」が含まれています。酢酸菌は善玉菌の一種で腸内環境を整える働きが。また、乳製品に含まれるたんぱく質と一緒に摂るとカルシウムの吸収率がUP。

簡単に作れるのに風味豊か。お腹が喜ぶ菌活デザート

焼きりんごの
紅茶グリークヨーグルト添え

材料 ─ 2人分

りんご	1個
オリーブオイル	小さじ1
てんさい糖	大さじ1と1/2〜2

〈紅茶クリーム〉
Ⓐ グリークヨーグルト ……… 100g
　　紅茶の茶葉 …………… 小さじ1

※茶葉は紅茶パックの中身でOK。

作り方

❶ Ⓐを混ぜ合わせて20分置く。

❷ りんごをよく洗ってから厚さ3cmの輪切りにする。

❸ フライパンにオリーブオイルを入れて中火で加熱し、❷のりんごの両面を焼く。

❹ 焼き色がついてきたら、てんさい糖を1/2量ふりかける。りんごを反対に返し、残りのてんさい糖をふりかける。

❺ てんさい糖が溶けてキャラメルのようになってきたらりんごにまとわせる。❶を添えていただく。お好みでくるみやシナモンパウダー、ミントを添えても美味しい。

調理時間 **20**分

お守りポイント

茶葉の香りが漂うヨーグルトクリームが美味しい腸活ソースに。りんごは水溶性と不溶性両方の食物繊維がたっぷりで糖の吸収を緩やかにする働きがあり、大腸の不要なものをお掃除してくれる働きが。

Chapter **5** 罪悪感のない腸活おやつ

\ ありこ's /

「あると安心」&「あると便利」な食材リスト

基本的には毎日調理しているため、作り置きはほぼしないので、
家に冷凍食材や乾物などを常備しています。

冷凍食品で常備しているもの

かさばって重たいたんぱく質食材は、通販で冷凍ものを購入＆ストック。調理が面倒で敬遠しがちな魚も、下処理済みの冷凍があれば、さっと使えて登場頻度がUP。栄養豊富な旬のものをすぐ調理できる形にしたカット野菜もあるとラクチン！

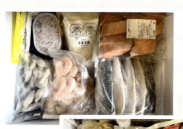
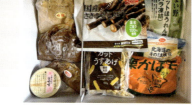

- 海老
- 牡蠣
- 鯖
- 鮭
- カットほうれん草
- カットカボチャ
- 枝豆
- 薄揚げ
- ささがきごぼう
- 米麹…etc.

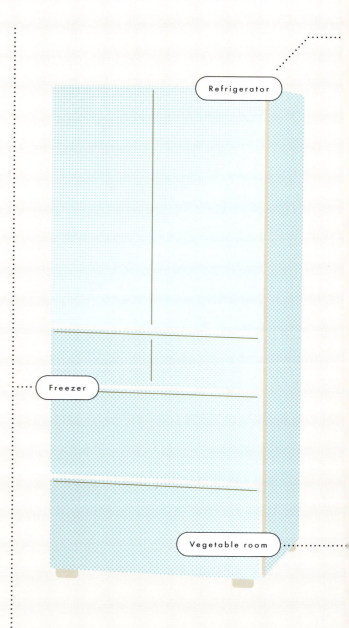

Refrigerator

Freezer

Vegetable room

冷蔵庫で常備しているもの

自分で作って常備しているのが塩麹としょうゆ麹。お料理に使うのはもちろんだけれど、発酵のパワーをそのまま摂れるようナムルやサラダにも活用。

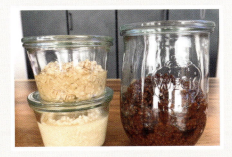

- 塩麹
- しょうゆ麹

腸活に出合ってからずっと手作りしています

乾物や缶詰で常備しているもの

便秘解消に役立つ海藻類や乾物は何種類も常備。不足しがちな水溶性食物繊維をとるため、ご飯2合に対して糸寒天を2g入れて炊くのもお約束です。さっとそのまま使える鯖や鮭、あさりの缶詰、蒸した大豆もあるとレパートリーが多様に。

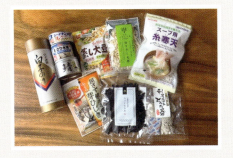

- のり
- あさり水煮缶
- ツナ缶（水煮）
- 鯖缶
- 蒸し大豆
- 切干大根
- 芽ひじき
- カットわかめ
- 糸寒天
- とろろ昆布…etc.

野菜室に常備しているもの

食物繊維を摂るように意識しているので、基本となる玉ねぎ・にんじんのほか、きのこも野菜室のスタメンに。ここに、価格も安く栄養素も豊富な旬の野菜をプラスすれば、毎日野菜たっぷりのワンパンレシピに。

- 玉ねぎ
- にんじん
- ブロッコリー
- きのこ類…etc.

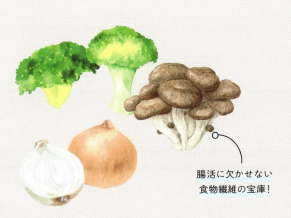

腸活に欠かせない食物繊維の宝庫！

おわりに

　ここまでお読みいただき、ありがとうございました。腸活ができるワンパン時短レシピはいかがでしたか？　これなら作れそう！　と思っていただけたら、とても嬉しく思います。

　私は「腸活で健康な人を増やしたい」という想いから、Instagramで腸活レシピを発信してきました。

　腸活のメリットは、便秘が解消されたり、代謝が上がったり、幸せホルモンが増えてメンタルが安定したり、美肌に整ったり、ボディメイクに役立ったりなど、多岐にわたります。

　これらのメリットを多くの方に味わっていただきたい──そのためには、1度作って終わりではなく、繰り返し続けていただくことが何よりも大切だと考えています。そこで、忙しく、疲れ切っている毎日でも手軽に作れるように、時短かつワンパンで完成するレシピの開発にこだわってきました。

　無理せず、健康的な食事が作れるようになると、今ある不調をケアできるだけでなく、生活習慣病などの将来の病気を予防することにもつながり、家族の健康にも役立てていただけると思います。

　食べるって生きること。

　自分も、家族も、みんなの健康が守れるように。そして、何よりも頑張っている自分を大切にできるように──と願いを込めて。

　最後にこの本に関わってくださった皆様、手に取っていただいた読者の皆様に心から感謝申し上げます。

管理栄養士　ありこ

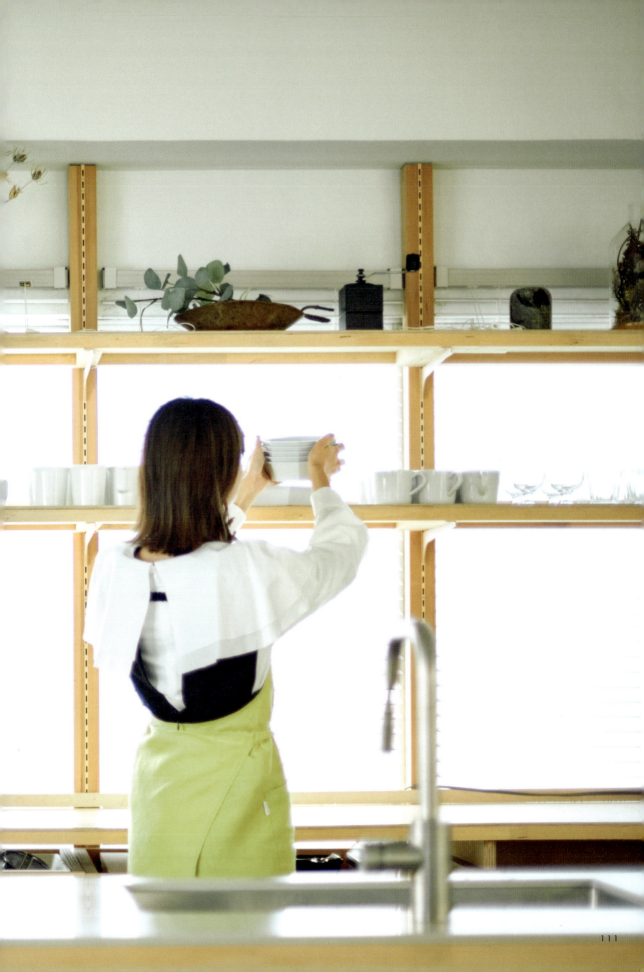

Profile

ありこ

管理栄養士。「腸活で健康な人を増やしたい」という想いのもと、腸活×ワンパンレシピをSNSで発信し、フォロワー数は12万人以上（2025年4月現在）。管理栄養士でありながら、食生活はボロボロ……という自分を大切にしていなかった過去があり、腸活のおかげで心身ともに元気になったことがきっかけで発信を決意。腸活を簡単に取り入れられるレシピは30分以内で完成するのにどれも絶品と高い評価を得ている。

Instagram：@arico_tyoukatsu

簡単　時短　ワンパン
腸活でからだが楽になる！　元気になる！

わたしのお守りレシピ

2025年5月12日　初版発行

著　者　　ありこ

発行者　　山下 直久

発　行　　株式会社KADOKAWA
　　　　　〒102-8177　東京都千代田区富士見2-13-3
　　　　　電話 0570-002-301（ナビダイヤル）

印刷所　　TOPPANクロレ株式会社

製本所　　TOPPANクロレ株式会社

本書の無断複製（コピー、スキャン、デジタル化等）並びに
無断複製物の譲渡および配信は、著作権法上での例外を除き禁じられています。
また、本書を代行業者等の第三者に依頼して複製する行為は、
たとえ個人や家庭内での利用であっても一切認められておりません。

●お問い合わせ
https://www.kadokawa.co.jp/（「お問い合わせ」へお進みください）
※内容によっては、お答えできない場合があります。
※サポートは日本国内のみとさせていただきます。
※Japanese text only

定価はカバーに表示してあります。

©Ariko　2025 Printed in Japan
ISBN 978-4-04-607555-0 C0077